Discovery Education 探索·科学百科（中阶）

2级B4 高科技医疗

全国优秀出版社
全国百佳图书出版单位
广东教育出版社

U0712543

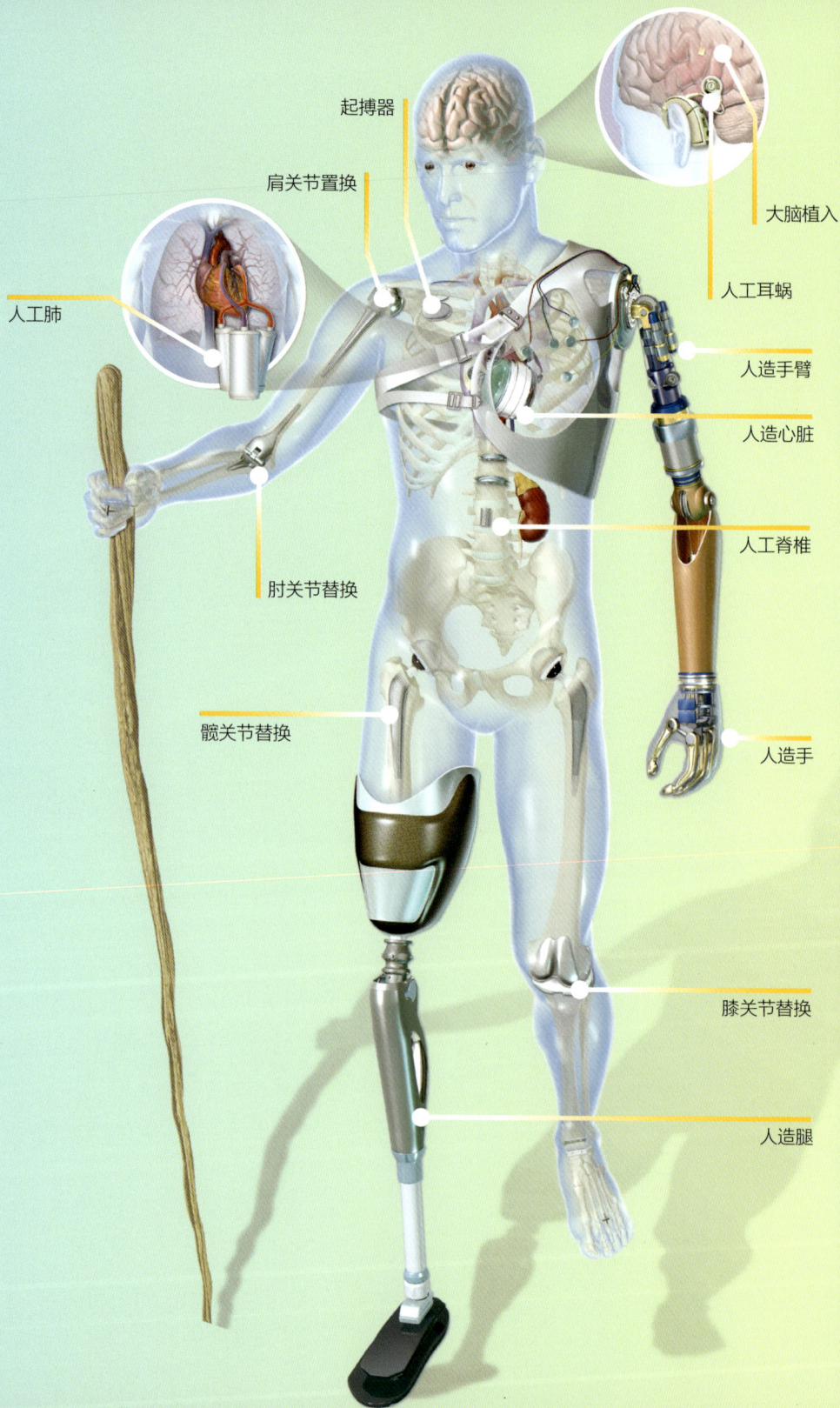

起搏器

肩关节置换

人工肺

大脑植入

人工耳蜗

人造手臂

人造心脏

人工脊椎

肘关节替换

人造手

髋关节替换

膝关节替换

人造腿

中国少年儿童科学普及阅读文库

探索·科学百科™ 中阶

高科技医疗

[澳]莱斯利·迈法德恩⊙著

猛犸(学乐·译言)⊙译

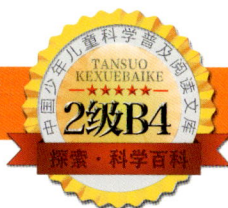

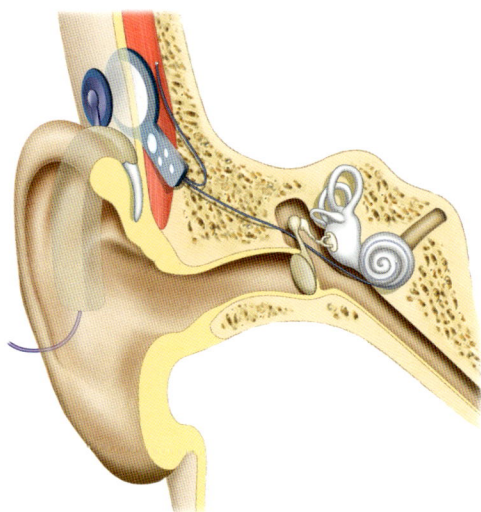

⊙Discovery
EDUCATION™

全国优秀出版社
全国百佳图书出版单位
广东教育出版社

广东省版权局著作权合同登记号
图字：19-2011-097号

本书原由 Weldon Owen Pty Ltd 以书名*DISCOVERY EDUCATION SERIES · Technology and Treatments*（ISBN 978-1-74252-182-4）出版，经由北京学乐图书有限公司取得中文简体字版权，授权广东教育出版社仅在中国内地出版发行。

图书在版编目（CIP）数据

Discovery Education探索·科学百科. 中阶. 2级. B4，高科技医疗/［澳］莱斯利·迈法德恩著；猛犸（学乐·译言）译. — 广州：广东教育出版社，2014.1

（中国少年儿童科学普及阅读文库）

ISBN 978-7-5406-9312-1

Ⅰ.①D… Ⅱ.①莱… ②猛… Ⅲ.①科学知识—科普读物 ②医学—少儿读物 Ⅳ.①Z228.1 ②R-49

中国版本图书馆 CIP 数据核字（2012）第153084号

Discovery Education探索·科学百科（中阶）
2级B4 高科技医疗

著 ［澳］莱斯利·迈法德恩　　译 猛犸（学乐·译言）

责任编辑 张宏宇　李　玲　丘雪莹　　助理编辑 蔡利超　于银丽　　装帧设计 李开福　袁　尹

出版 广东教育出版社
　　　地址：广州市环市东路472号12-15楼　邮编：510075　网址：http://www.gjs.cn
经销 广东新华发行集团股份有限公司　　　印刷 北京顺诚彩色印刷有限公司
开本 170毫米×220毫米　16开　　　　　印张 2　　　字数 25.5千字
版次 2016年5月第1版 第2次印刷　　　　装别 平装

ISBN 978-7-5406-9312-1　　定价 8.00元

内容及质量服务 广东教育出版社 北京综合出版中心
　　　　　电话 010-68910906 68910806　网址 http://www.scholarjoy.com
质量监督电话 010-68910906 020-87613102　购书咨询电话 020-87621848 010-68910906

目录 | Contents

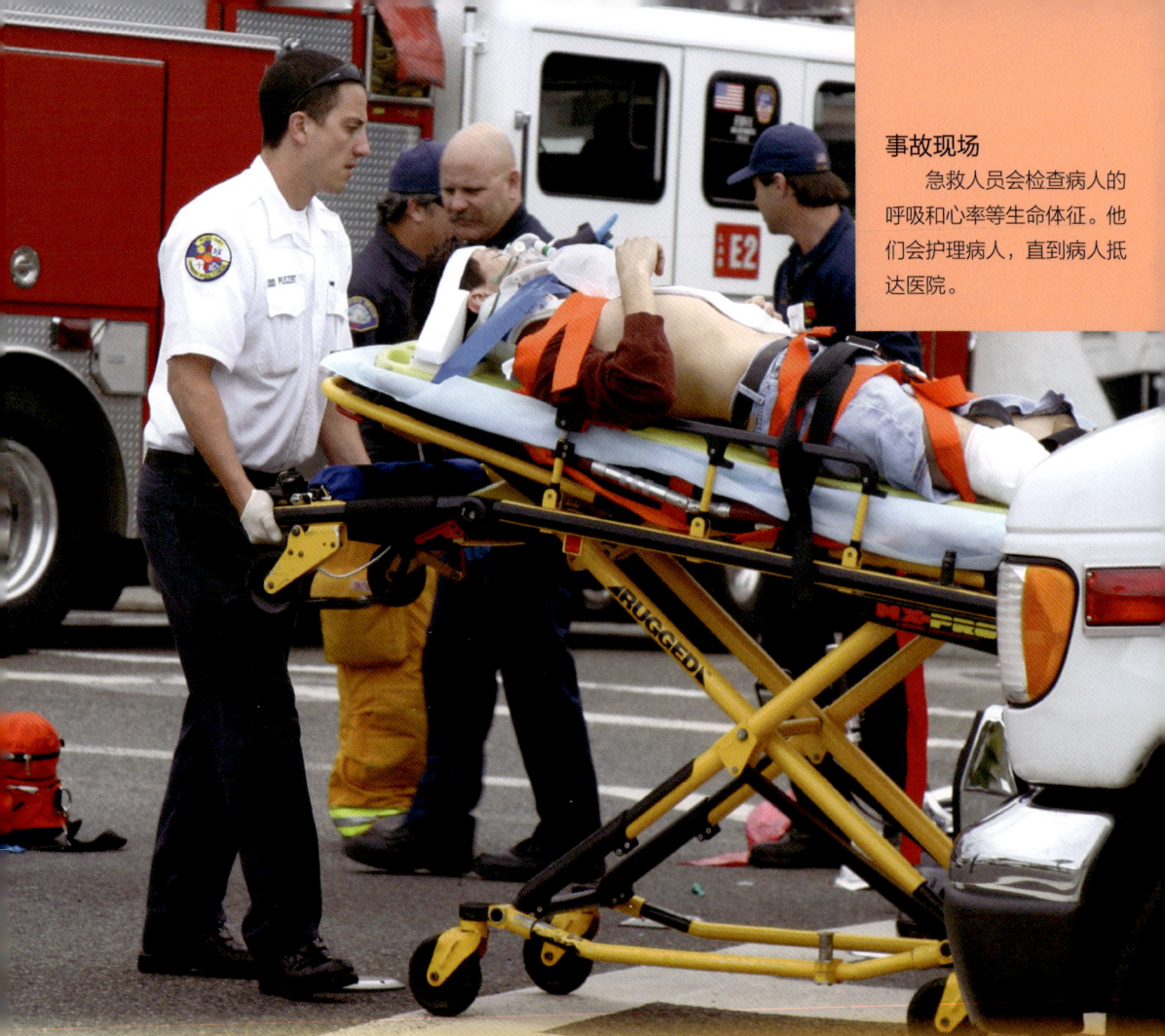

急救

救护车快速来到事故现场时，会带来医疗设备和护理人员。他们给呼吸困难的病人戴上便携供氧装置，用除颤器电击病人的胸部，以帮助恢复病人的心跳。当准备好运送病人的时候，特殊的担架、硬板和颈圈能够确保病人的状况不会变得更糟。

你知道吗？

　　最早的救护车出现于十一世纪的十字军中。圣约翰骑士团用马车运送伤员，把他们从战场送到医疗帐篷里。

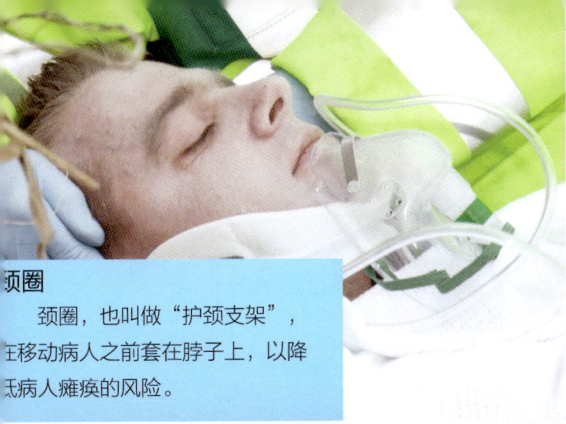

颈圈

颈圈，也叫做"护颈支架"，在移动病人之前套在脖子上，以降低病人瘫痪的风险。

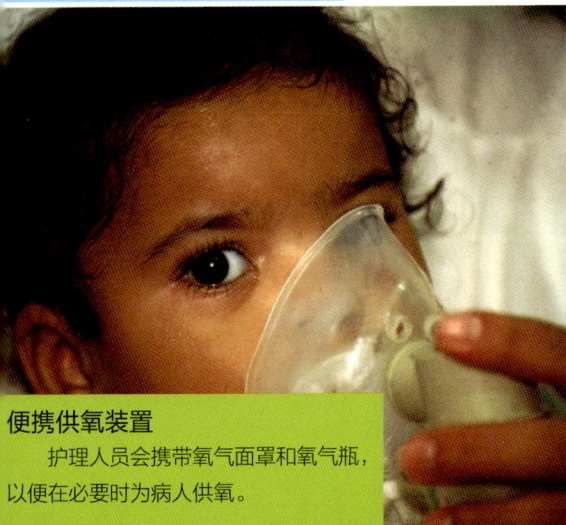

便携供氧装置

护理人员会携带氧气面罩和氧气瓶，以便在必要时为病人供氧。

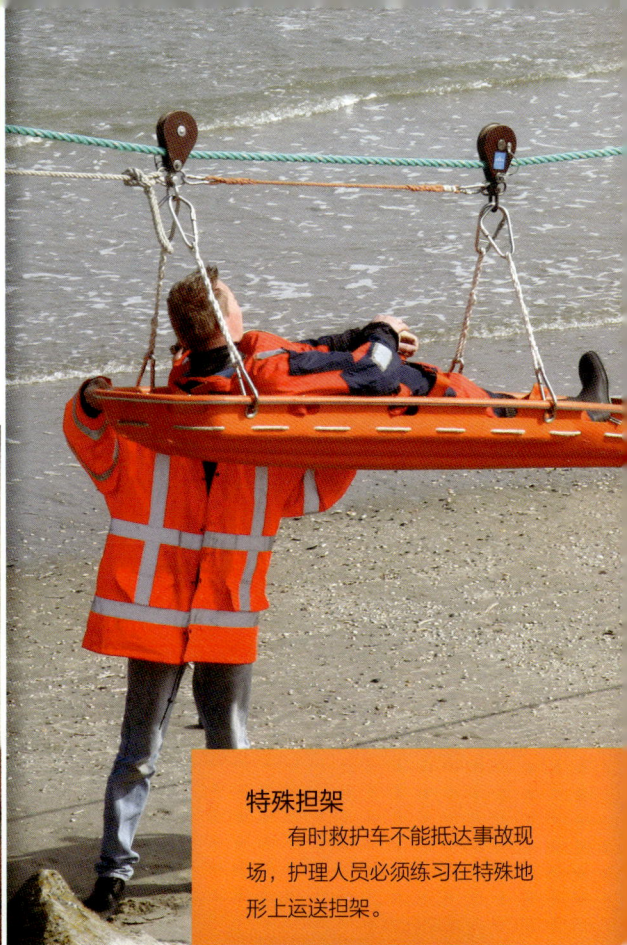

特殊担架

有时救护车不能抵达事故现场，护理人员必须练习在特殊地形上运送担架。

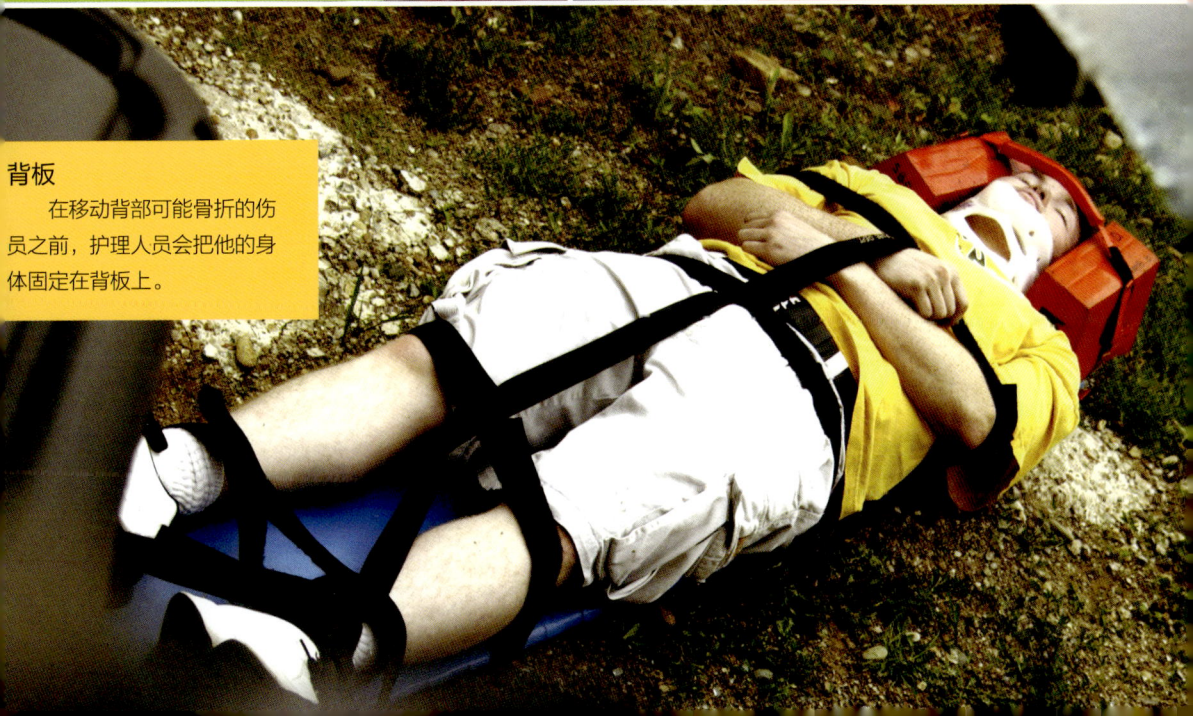

背板

在移动背部可能骨折的伤员之前，护理人员会把他的身体固定在背板上。

检查

过去，医生或护士为病人做检查的唯一方法是守在他们床边，测量病人的体温，检测血压，用听诊器听心跳。在今天的医院里，检查病人的生命体征，不一定非要靠近病人。一些新设备只要接上电源，就可以自动监测病人的身体状况。

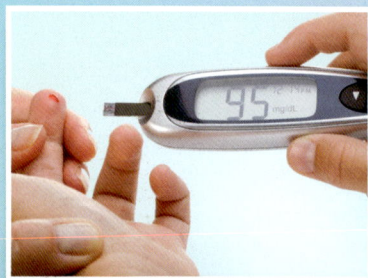

监视器

电子监视器昼夜不停地监测病人的生命体征。如果检测到问题，电子监视器就会发出警报声。

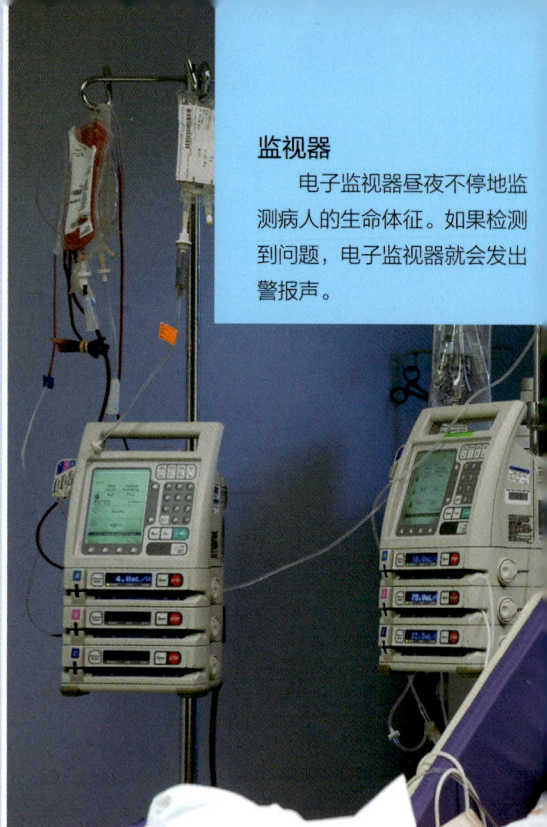

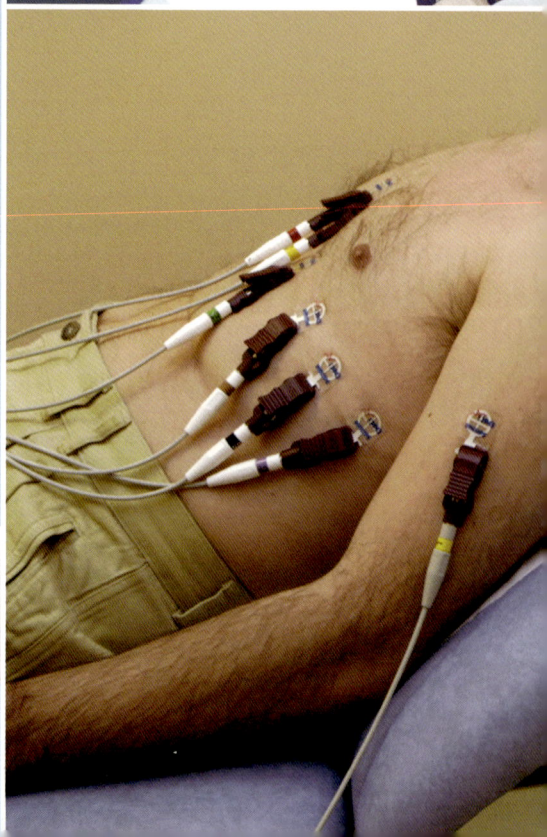

糖尿病

只要一滴糖尿病患者的血液，这种微芯片检测器就能测量出血糖水平。

肺活量计

只要哮喘病患者用力吹气，肺活量计就可以显示出她的肺功能。

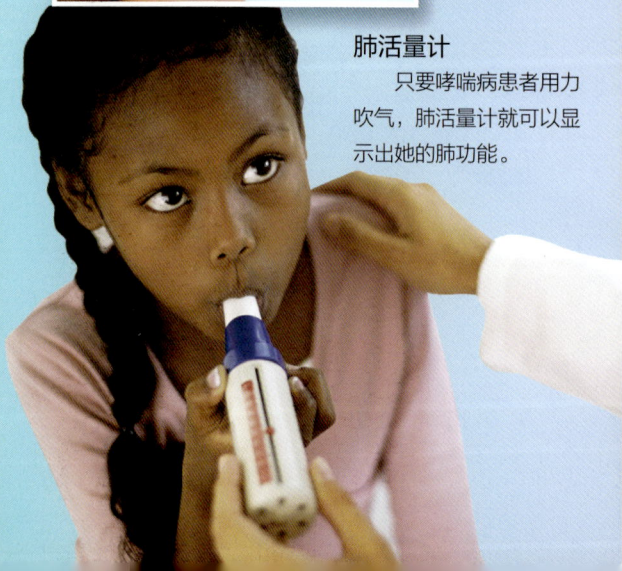

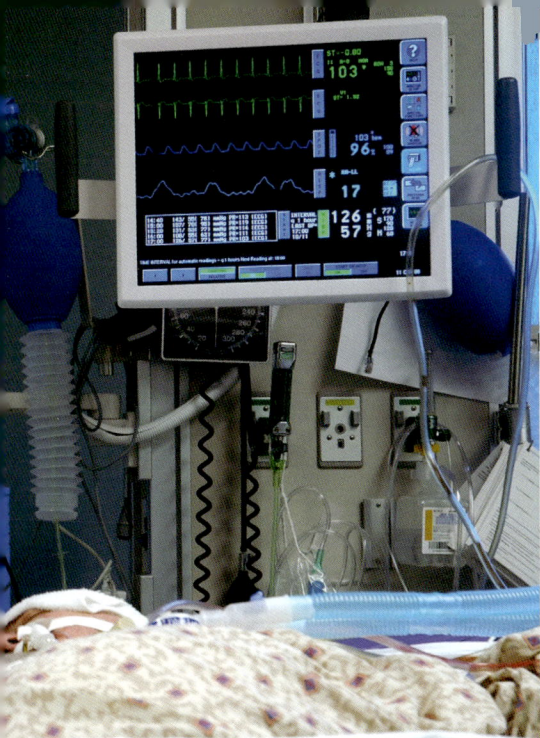

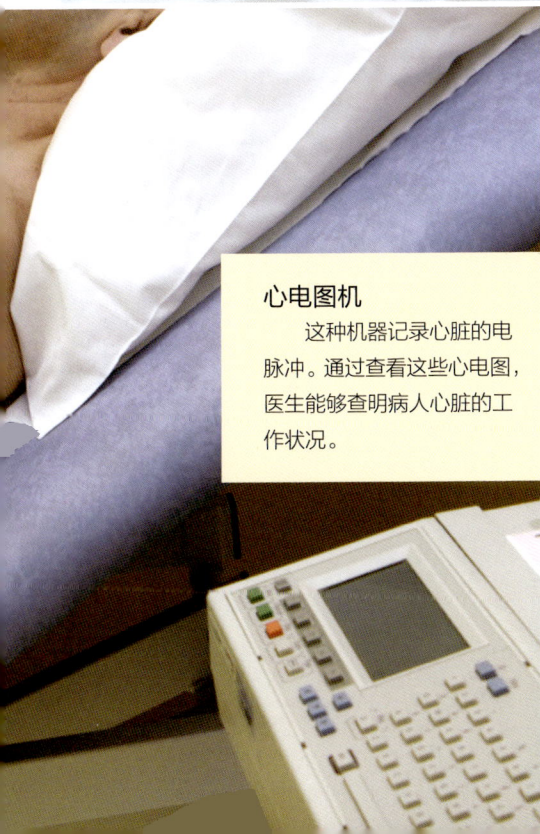

听诊器

　　医生用听诊器放大病人心脏或者肺部发出的声音。普通听诊器的声音可能被周围的噪音淹没，但是超声波听诊器可以在嘈杂的环境里工作。

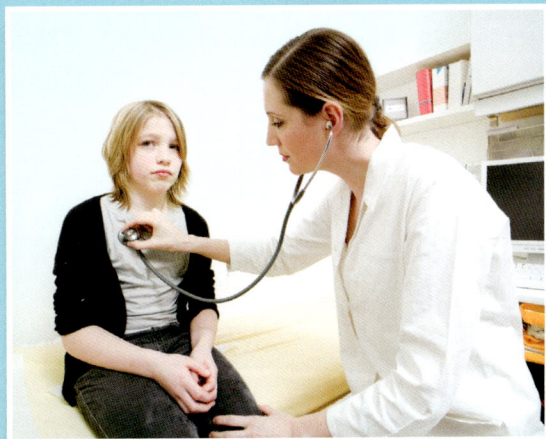

普通听诊器

　　在用来听病人心脏或肺部的声音时，普通听诊器能够接收到人们听觉范围之内的声音。

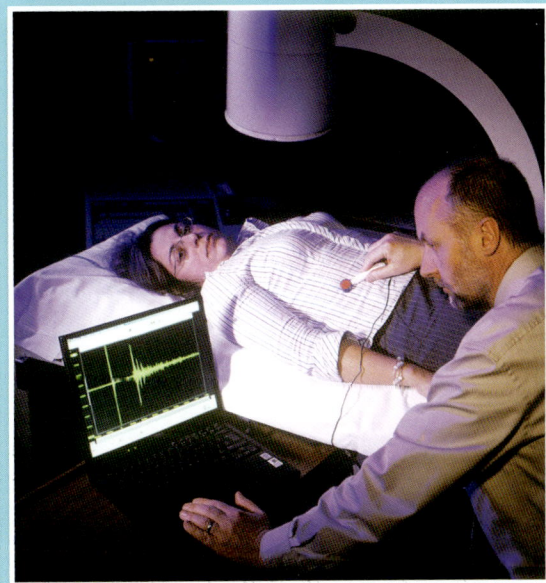

心电图机

　　这种机器记录心脏的电脉冲。通过查看这些心电图，医生能够查明病人心脏的工作状况。

超声波听诊器

　　它会向身体发送高频率的超声波，体内器官则把这些声波反馈回监视器。

透视

直到 19 世纪晚期，医生们还只能猜测病人体内到底发生了什么。可能会有骨折，但是医生并不能确定。1896 年，德国科学家威廉·伦琴发现了 X 射线。这些不可见的射线穿过皮肤和肌肉，透视身体内部的骨骼。X 射线直到今天依然有广泛的应用，它与磁共振成像、超声波这些新的技术一起提供体内器官的图像。

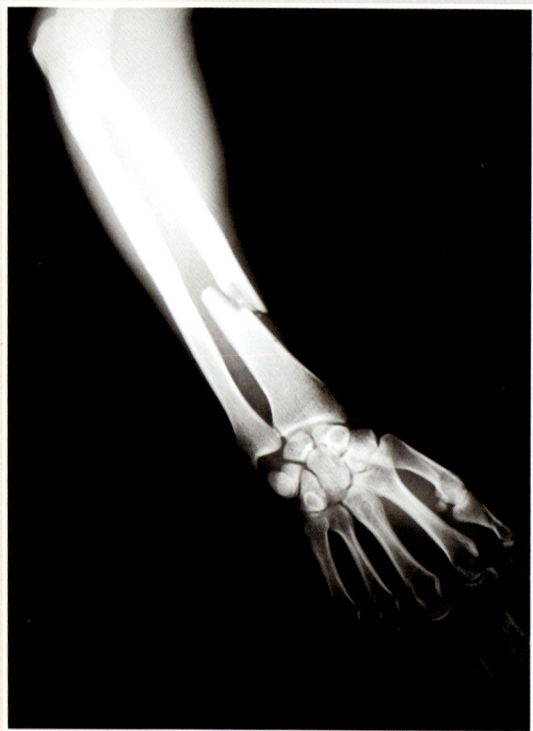

X 射线
　　X 射线投影在照相底片上。像骨头这样的致密物质能够阻挡射线而显示在底片上。这样，骨折就很容易被检测到。

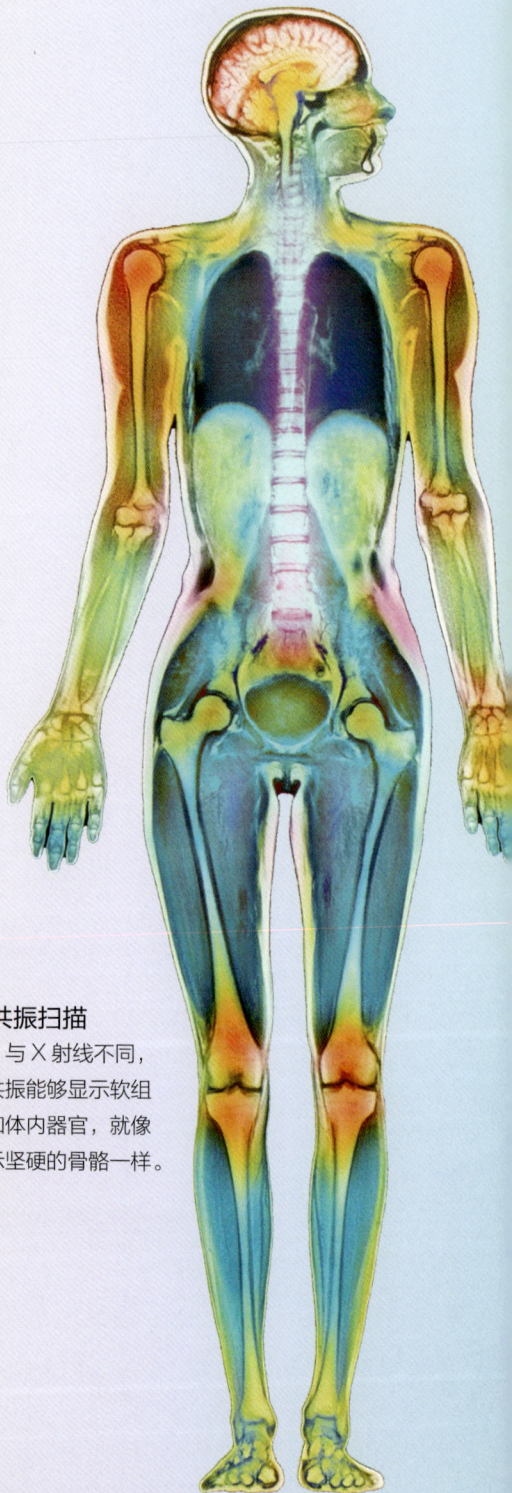

磁共振扫描
　　与 X 射线不同，磁共振能够显示软组织和体内器官，就像显示坚硬的骨骼一样。

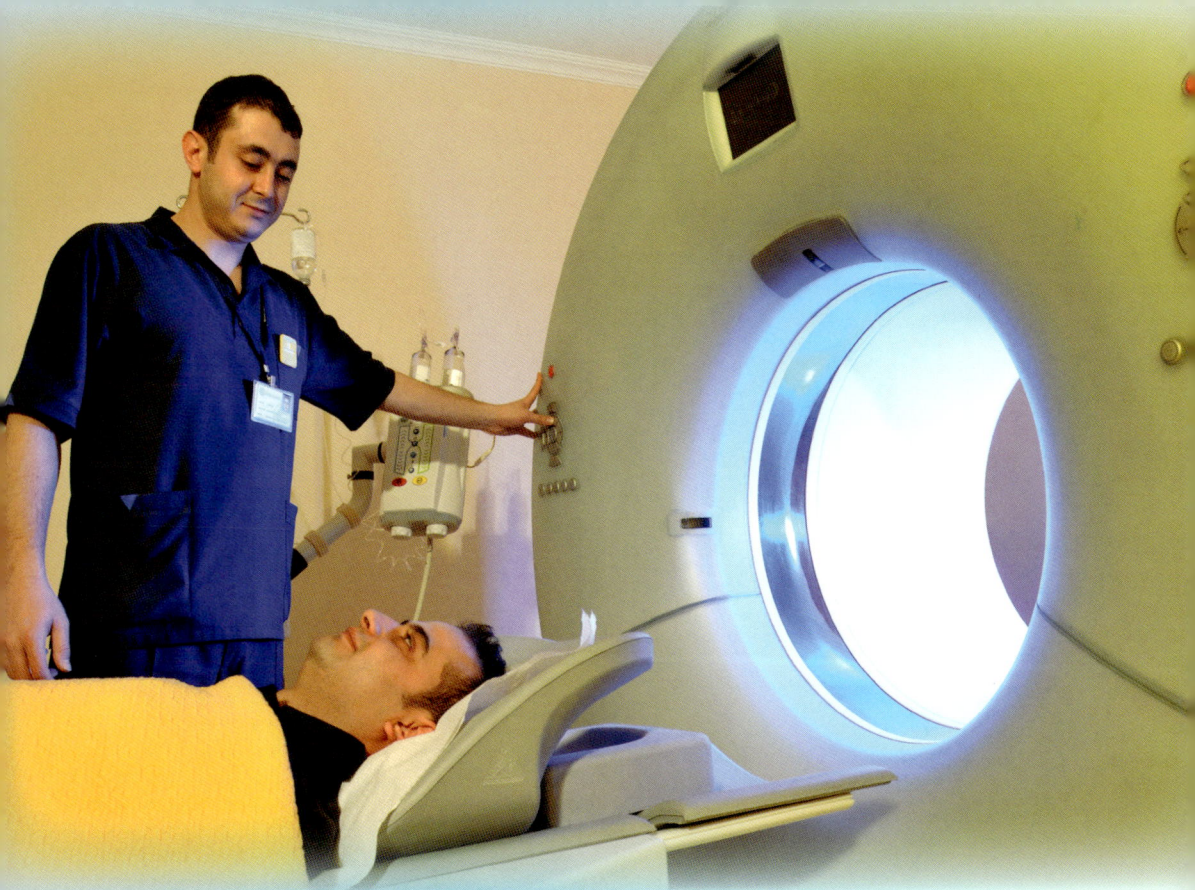

磁共振扫描仪

　　病人滑进磁共振扫描仪的巨大磁铁中心的"洞"里。电磁波会绘制和显示身体内部的立体图象。

　　磁共振扫描仪的磁场强度比地球磁场强度大四万倍以上。

超声波

　　超声波仪所使用的高频率的声波对胎儿无害。对怀孕的妈妈们来说，超声波成像往往是她们宝宝的第一张"照片"。

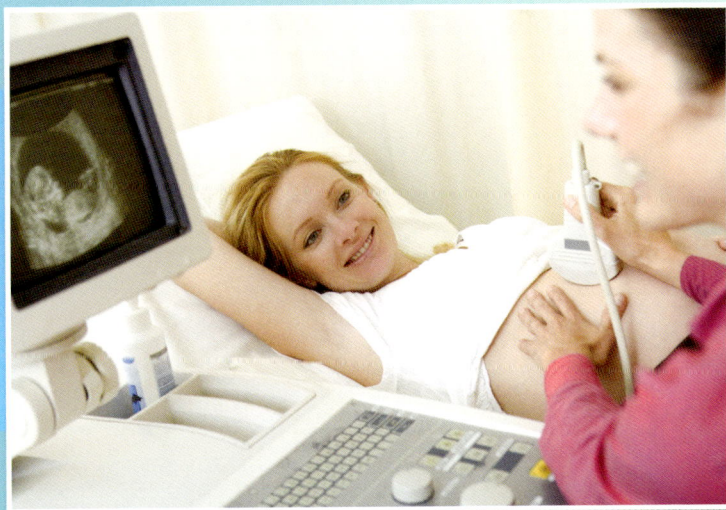

治疗

治疗病人的最好方式之一，是给他们输液态的药物或者营养物质，一次一点，持续很长时间。注射泵做这些事情比医生或者护士做更好。这些泵最少能够每小时输送 0.1 毫升的液体。针头通常插进手背或者手臂上的血管。因为针头插进静脉，所以这种方式往往叫做静脉注射。从注射泵连接出来的管子，非常缓慢地把药液直接送到病人的血流中。

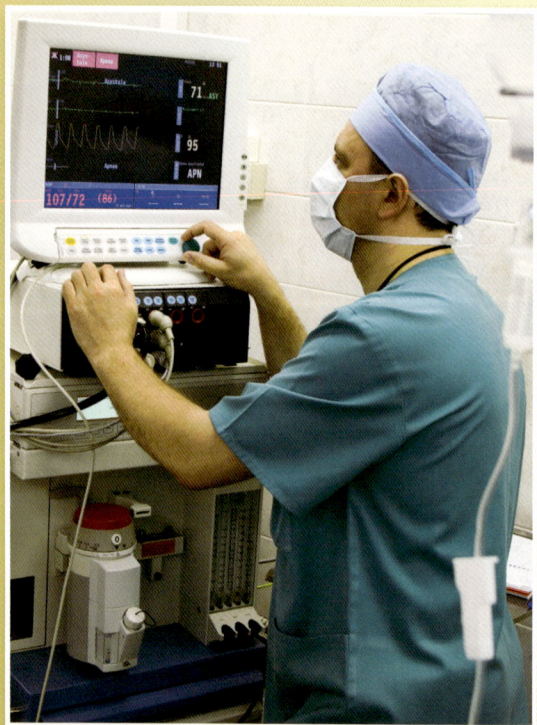

透析

当肾脏衰竭时，有毒废物在体内聚集，体内化学物质的平衡被打破。透析承担了肾脏的职责，可以过滤掉血液中的废物，把干净的血液送回体内。

输血

人们经常捐献血液用于输血。"输"（transfusion）这个字来自拉丁文的"trans"，意思是"穿过"。

麻醉

麻醉师用静脉注射的方式把麻醉剂注射到病人体内。然后他会用监视器监视患者的生命体征。

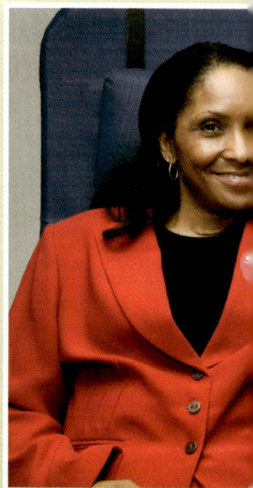

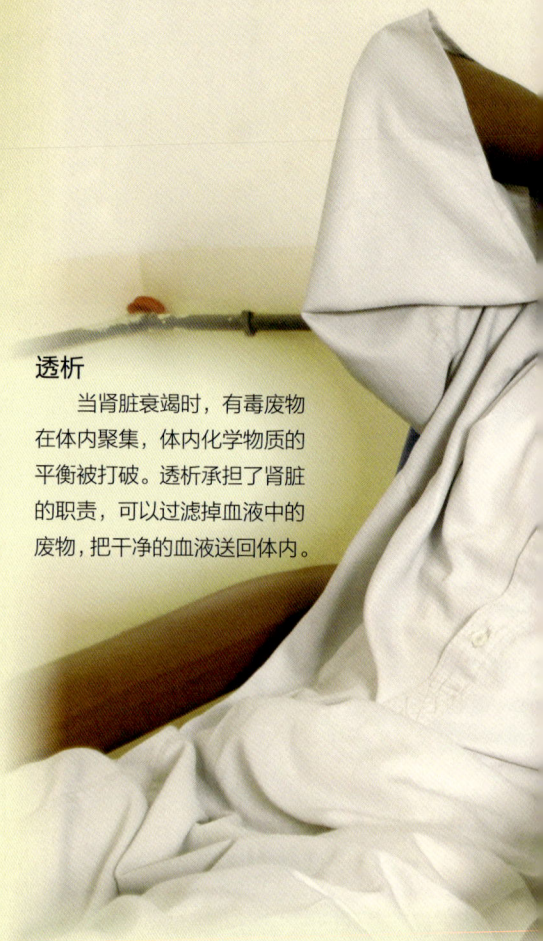

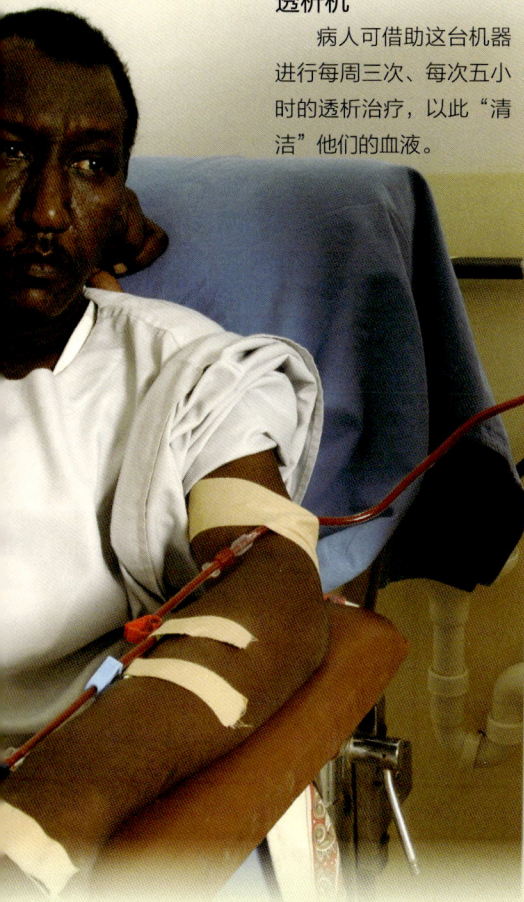

透析机

　　病人可借助这台机器进行每周三次、每次五小时的透析治疗，以此"清洁"他们的血液。

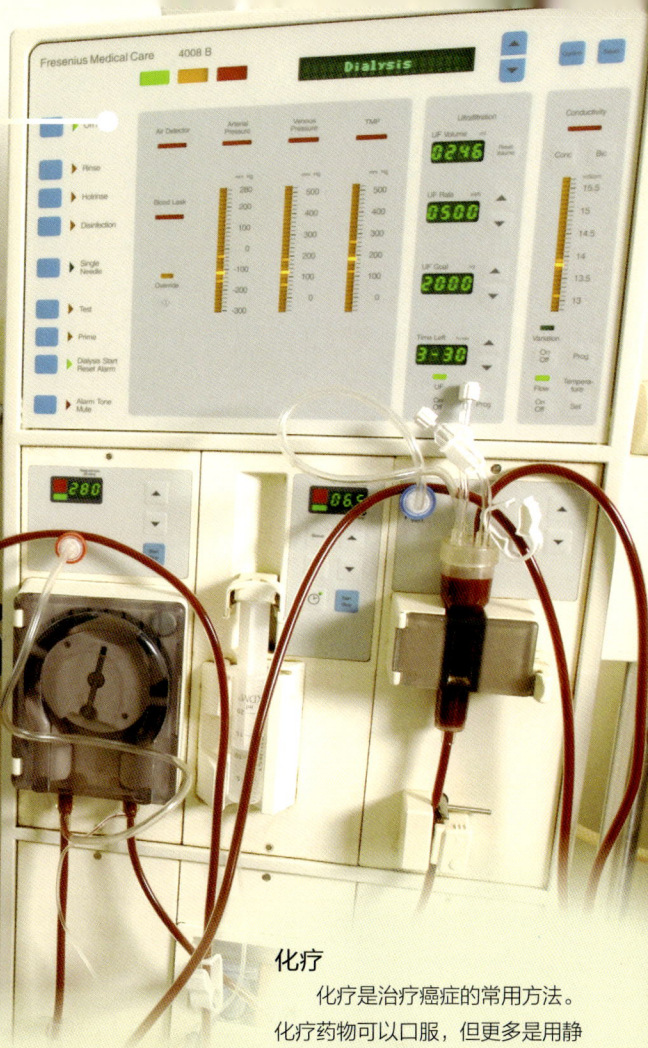

化疗

　　化疗是治疗癌症的常用方法。化疗药物可以口服，但更多是用静脉注射的方式送进体内。

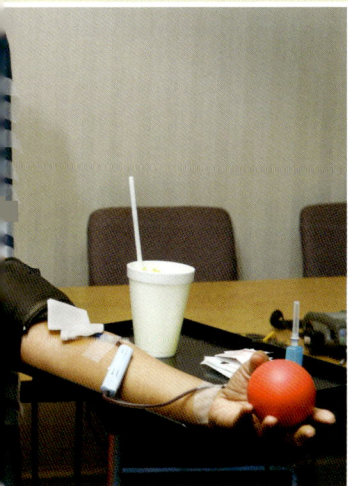

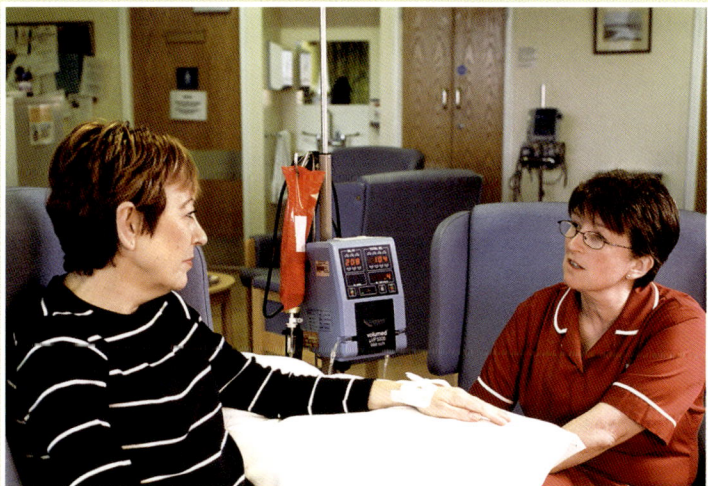

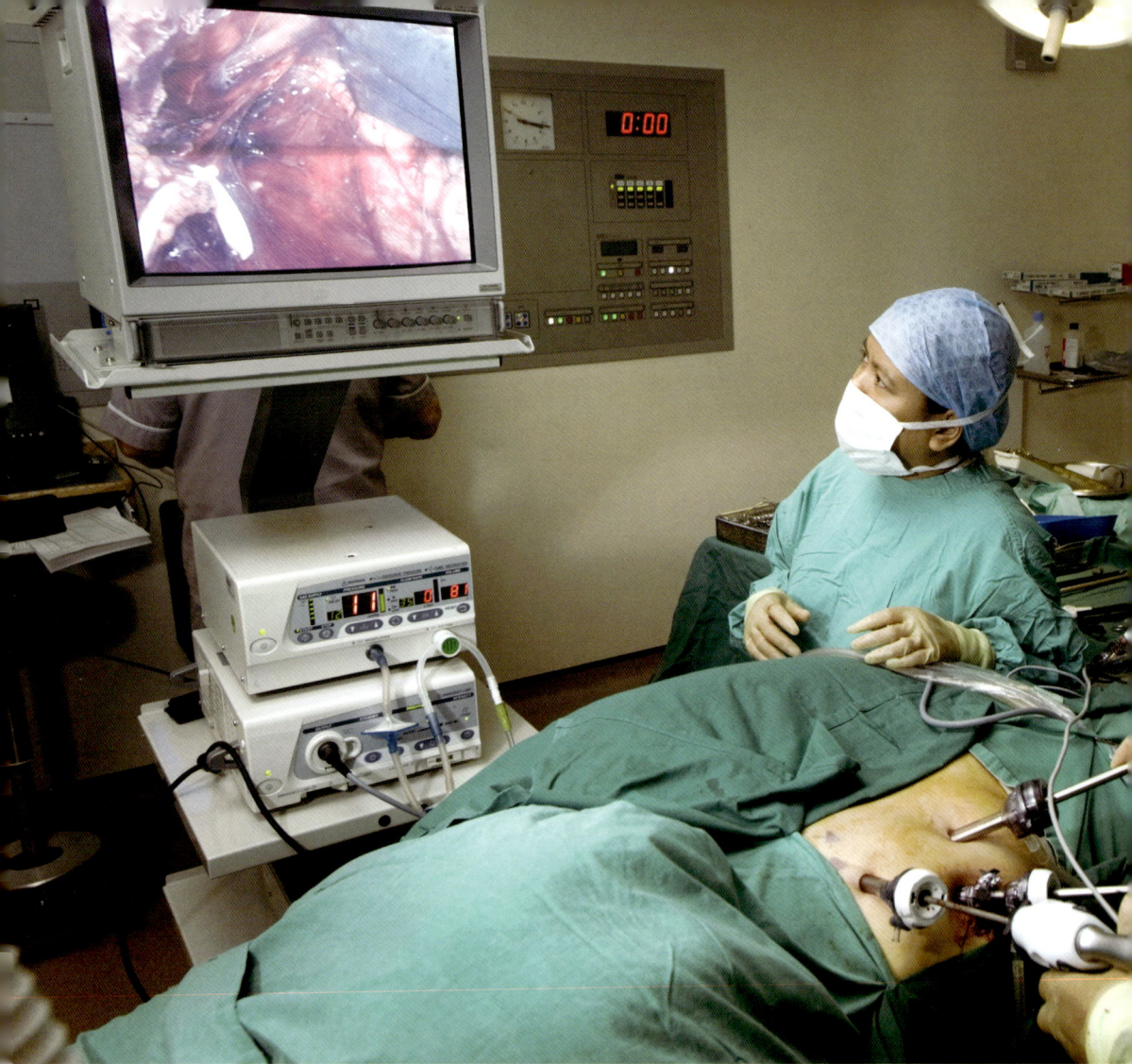

手术室

过去，手术室的外科医生会在病人的身体上弄出大切口来。这是能让医生看到他们在做什么的唯一方式。但是病人可能会因为失血、心脏衰竭或者病菌感染而死。同时，手术也需要缝许多针，病人则要花费很长的时间来恢复。如今，一些诸如微型摄像机、特殊的手术刀和机器人等现代技术，可以让一些手术的切口变得很小，而且这些操作给病人带来的风险也更小。

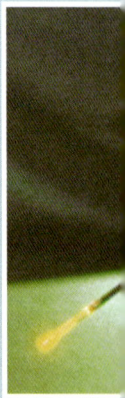

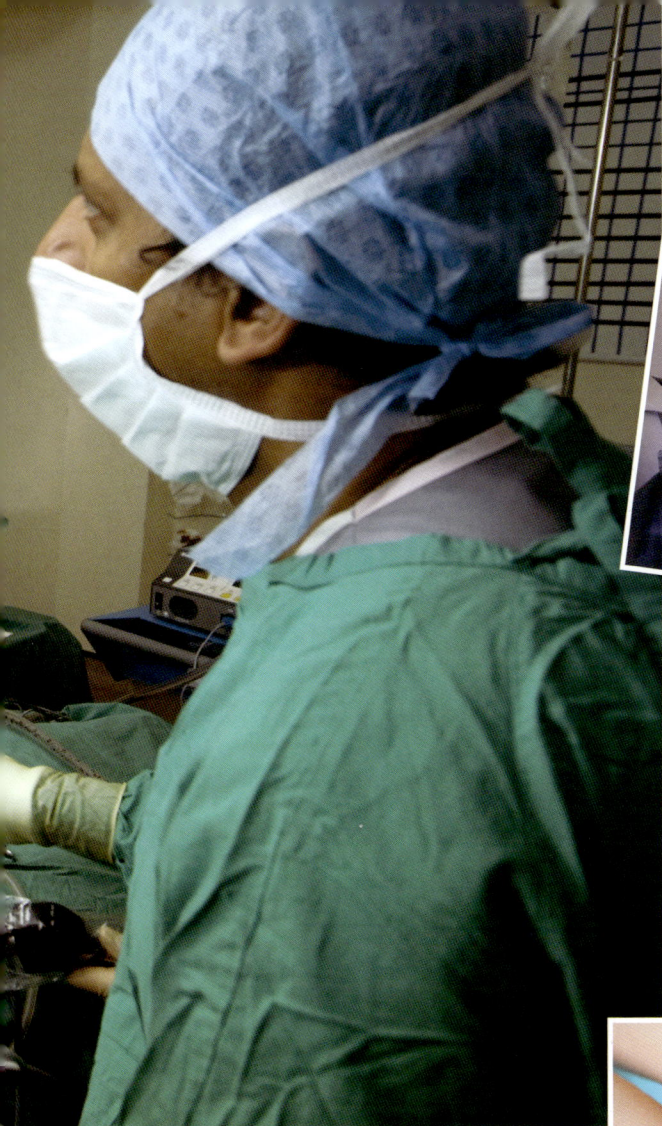

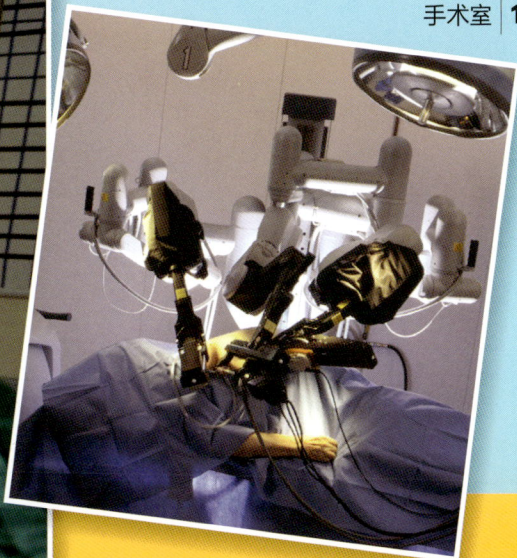

机器人手术

　　人们可以给机器人（上图）编程，使其能够进行高精度的手术。当然，机器人的所作所为都在外科医生的控制之下。

微创手术

　　微创手术也叫腹腔镜手术，只需要一个微小的切口。腹腔镜（黑色手柄的）有一个视频摄像头，它能够在体内四处移动，可以让外科医生看到他的手术器具（银色手柄的）正在做什么。

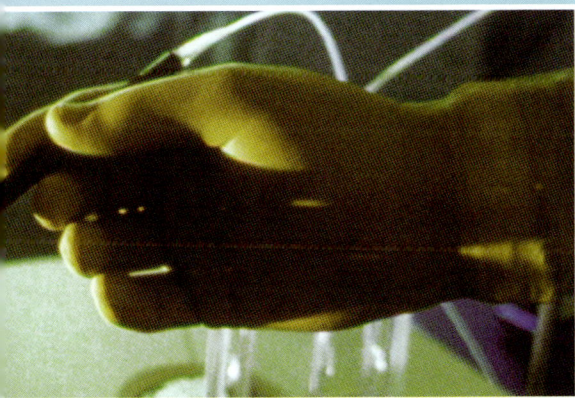

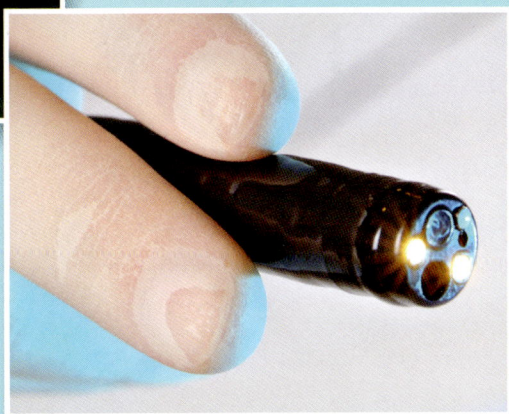

激光手术刀

　　激光束能够烧灼而非切割。热量会封住血管，所以病人出血更少。

内窥镜

　　这根小管子的末端有一个小摄像头，可以插进身体的任何开口中。

假体

身体的一些部位因为疾病或因为发生某些事故而遭到破坏，也可能因为长期的磨损和撕扯而受到损伤。如果它们不能被修复，则可能不得不被替换掉。可以用活的人类器官替换这些部位，就像植皮手术或者移植心脏、肾脏那样；也可以用假体即人造的肢体或器官替换人体受损的部位。假牙、玻璃假眼还有木腿是最早的假体，今天，新的假体已经使用诸如钛金属和石墨这样更轻的材料来制造，而且可以制造得非常精确。计算机传感器或者小电池能够让它们工作得和被替换的原生肢体一样好。

肌电手

皮肤上的电极探知肌肉的信号，驱动马达来操作这种人造手。这种手能拾起非常小的东西。

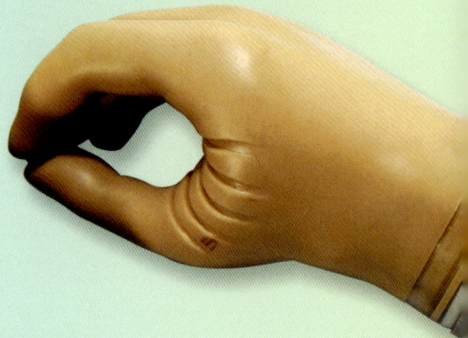

膝关节置换

因劳累磨损或关节炎而残废的膝盖，可以用一个钛制膝盖来替换。这种铰链关节用来模拟普通的膝关节。

侧视图

正视图

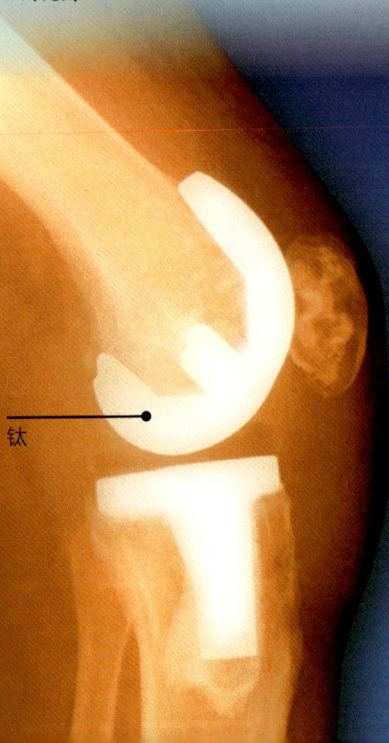

钛

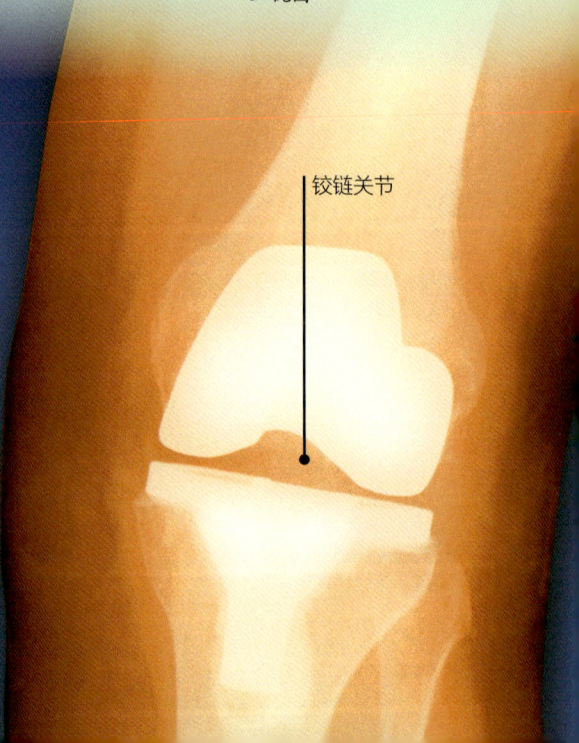

铰链关节

仿生人

医生们现在可以替换所有四肢及骨骼之间的关节。他们也可以替换心脏、肺脏、肾脏，以及大脑的一些小区域。

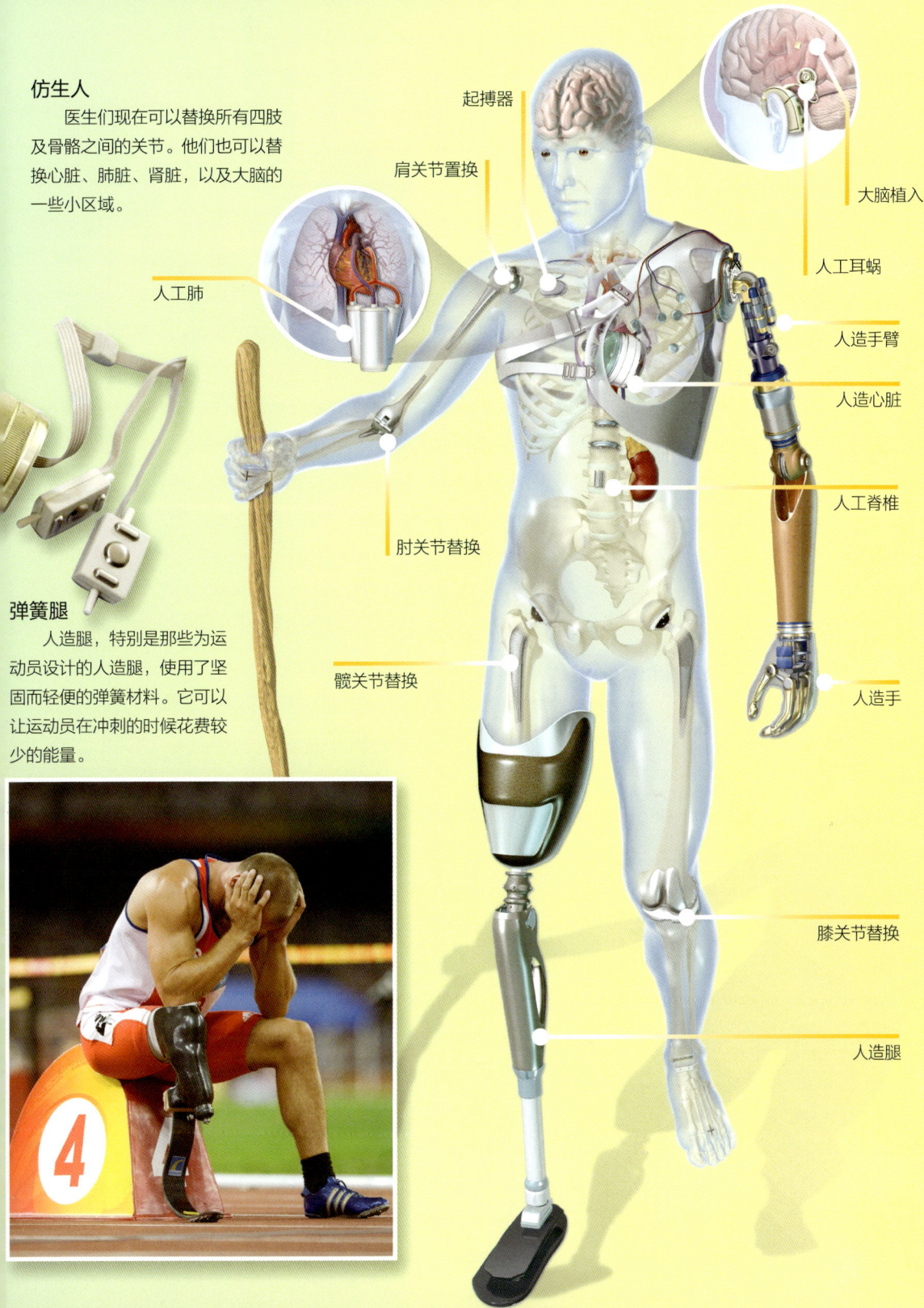

弹簧腿

人造腿，特别是那些为运动员设计的人造腿，使用了坚固而轻便的弹簧材料。它可以让运动员在冲刺的时候花费较少的能量。

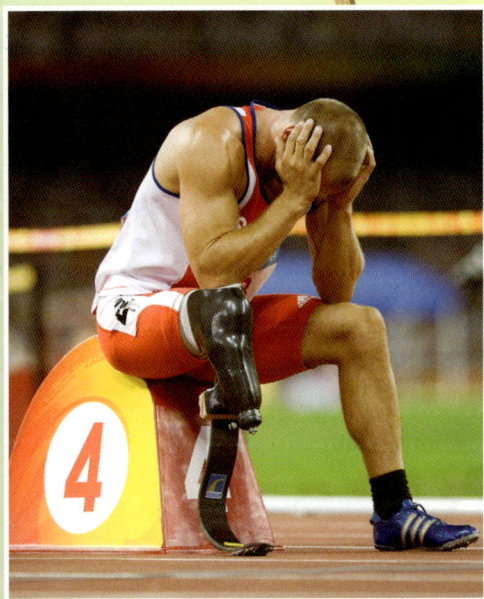

起搏器

肩关节置换

大脑植入

人工耳蜗

人工肺

人造手臂

人造心脏

人工脊椎

肘关节替换

髋关节替换

人造手

膝关节替换

人造腿

眼睛和耳朵

视觉和听觉是非常重要的感觉。近视或者远视的人需要配戴眼镜或者隐形眼镜，而激光眼科手术能够解决这些问题。植入晶状体和移植角膜，能让人们从很严重的眼睛损伤中恢复。助听技术可以帮助那些听力受损的人。但是，对那些严重或者彻底丧失听力的人，体外听觉辅助装置不起作用，他们需要一个"仿生耳"，即人工耳蜗。人工耳蜗会把信号发给大脑中的听觉神经，让失聪的人也能听到声音。

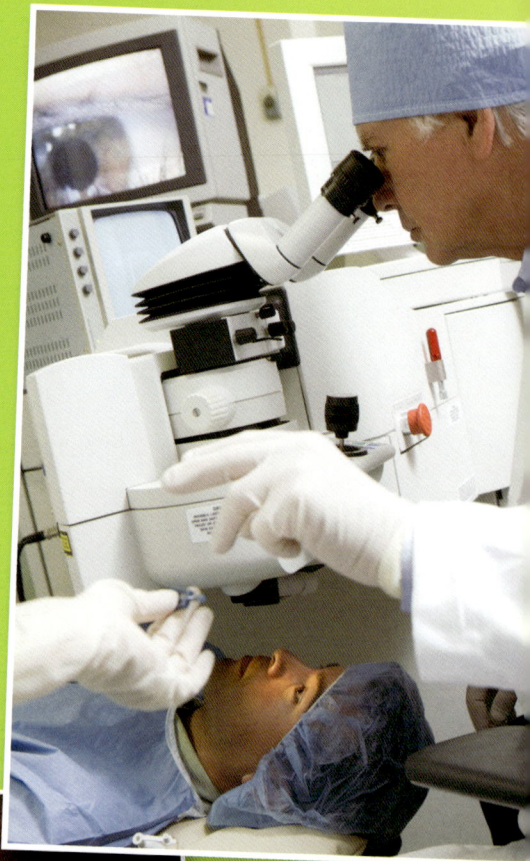

激光眼部手术
受控的激光能够重塑眼睛表面的形状，矫正视力。

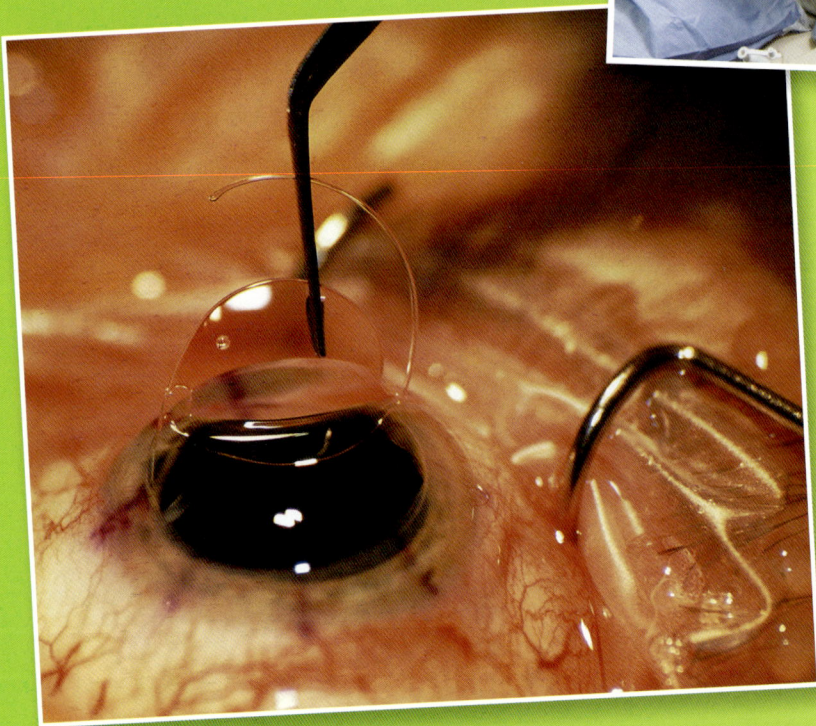

晶状体植入
白内障让眼睛的晶状体变得雾蒙蒙，这是致盲的主要原因。现在可以以植入的方式替换晶状体。

人工耳蜗
　　人工耳蜗绕过坏掉的内耳，把声音直接送到大脑的听觉神经。

植入
　　在皮下植入的接收器从麦克风收到声音。

耳蜗
　　电子信号通过耳蜗传递到听觉神经。

麦克风
　　戴在外耳上，以接收到声音。

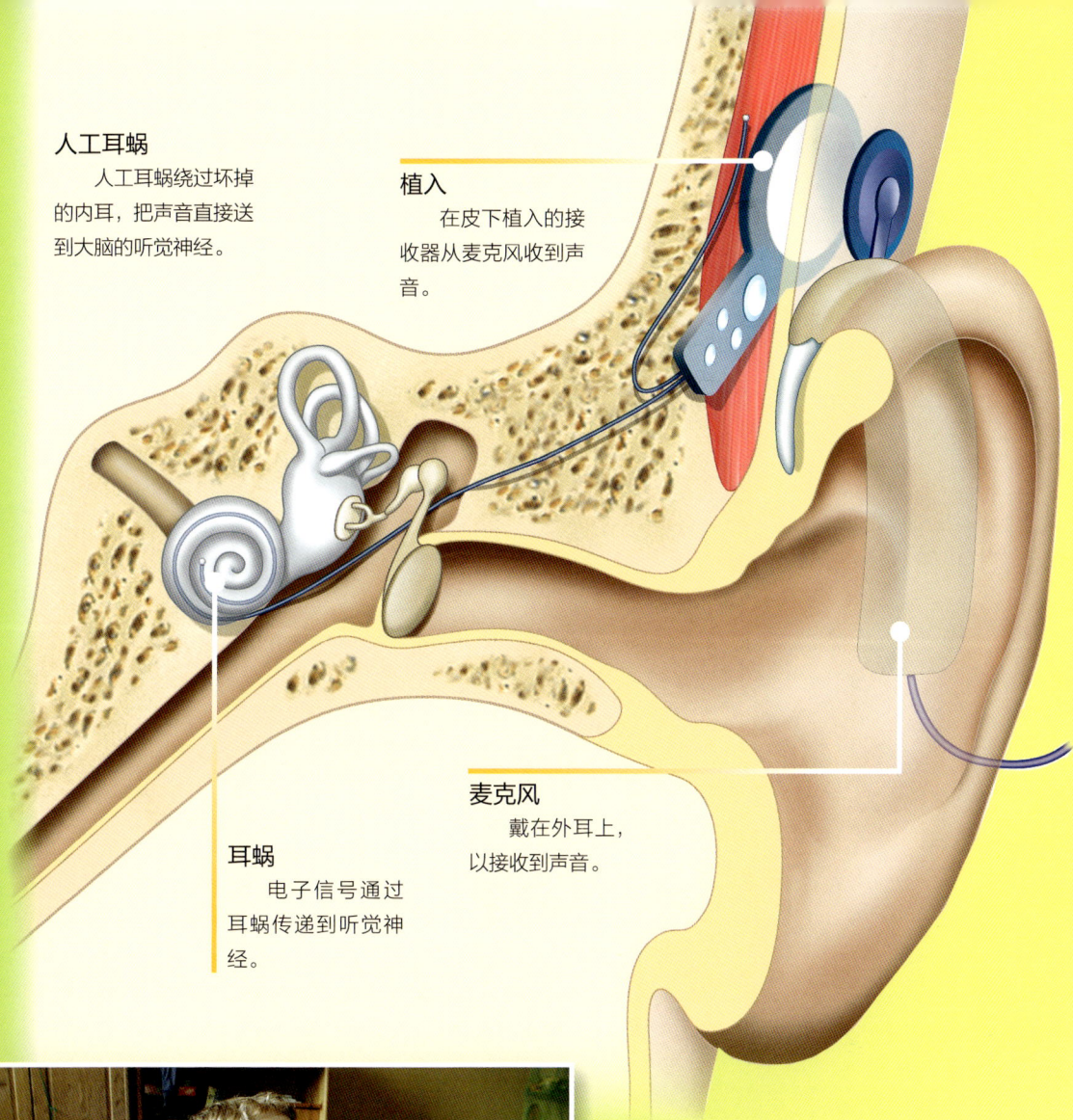

不可思议！
　　到 2009 年末，世界上大约有 188 000 人接受了人工耳蜗手术。

有声音的世界
　　两岁的孩子就可以接受人工耳蜗手术了。

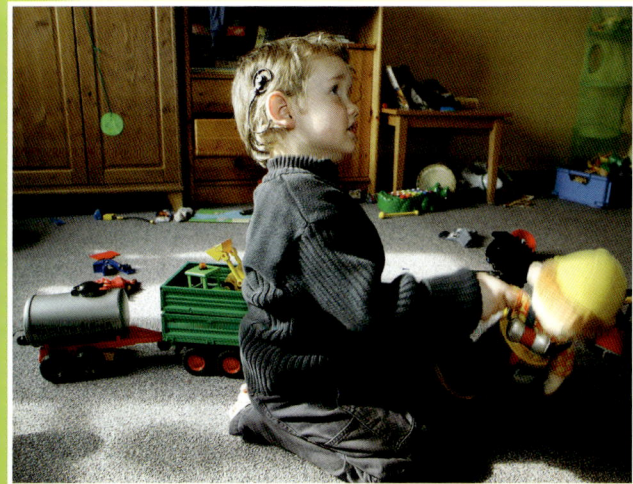

脑和颅骨

脑 是控制身体的主要器官，身体的所有动作、五感（即听觉、视觉、嗅觉、味觉和触觉）、想法、语言、记忆，以及感情都受到脑的控制。脑外科手术医生一定要清楚地知道，脑的每一部分分别承担何种功能，以避免手术导致的失明或者瘫痪。因此，最重要的技术就是能够极为精确地探知大脑内部情况的技术。坚硬的颅骨和充满大脑空间的液体保护着大脑，当液体开始变多的时候，问题就会变得严重。

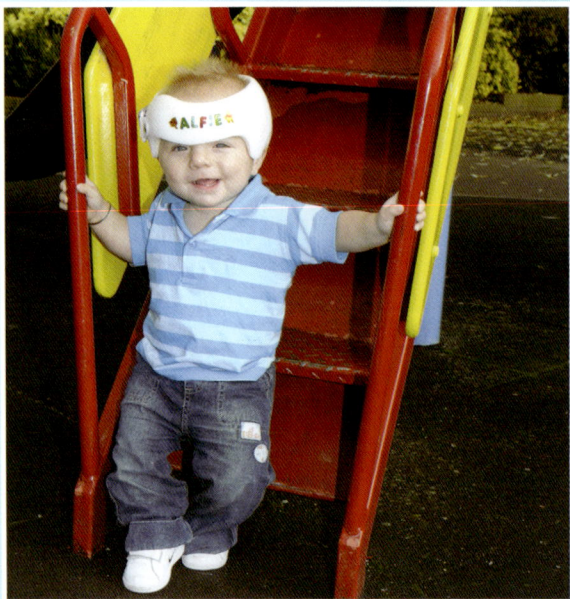

智能分流

脑中的小分隔叫做脑室，里面充满了液体。当液体太多的时候，一个分流器（红色的）就会被放进脑子，把多余的液体吸出来。这可以减少脑受到的压力。

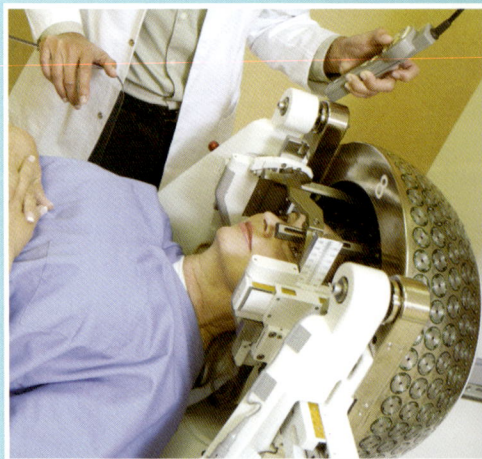

塑型头盔

一些婴儿有着"扁头综合征"，这是因为有压力作用在柔软的颅骨上，把一部分颅骨压平了。特制的塑型头盔能够慢慢地重塑婴儿的头部形状。

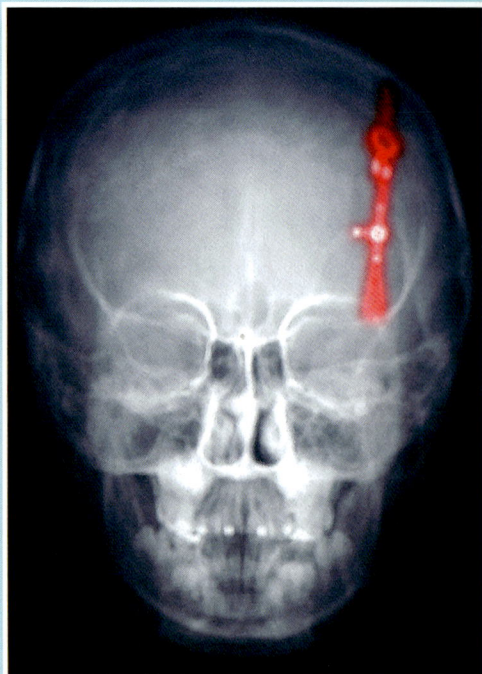

伽马刀

这种刀没有刀刃，不用切割，也不会流血。这种技术可直接把伽马射线发射到脑部的小肿瘤上。

脑部扫描

　　肿瘤或者癫痫这样的疾病，可以通过脑磁源成像这种脑部扫描技术显示出来。通过使用电流，脑部扫描能够显示出每一个脑健康区域拥有的功能。

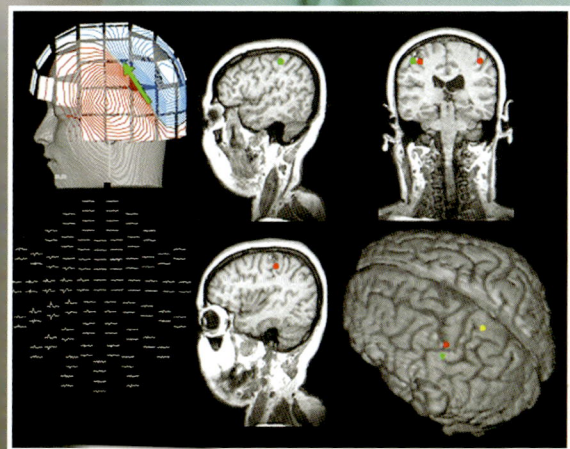

磁源成像

　　磁源成像综合了不同的脑扫描技术，能够精确地为外科医生提供病人的脑和脑功能的立体模型。

心脏

心肌是泵血的肌肉。动脉从心脏运走血液，静脉则把血液运回心脏；心脏瓣膜确保血液沿着正确的方向流动；心脏自然的起搏点保持心跳节奏稳定。其中任何一部分都有可能损坏或者衰竭。如果心脏衰竭，身体就会死亡。心脏外科手术医生可以使用多种技术来维持心脏的运行，包括用除颤器让停止跳动的心脏重新启动。

支架

人们可以把一根小管子（通常叫做"支架"）植入到硬化或者狭窄的动脉里来撑开它。

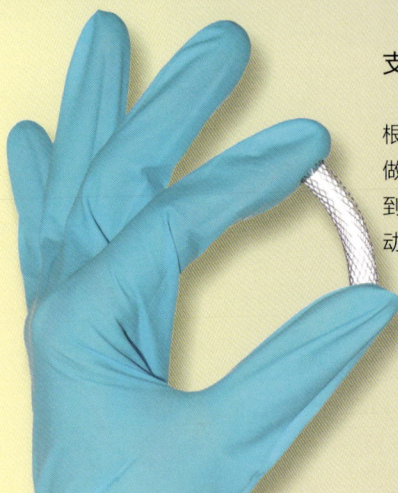

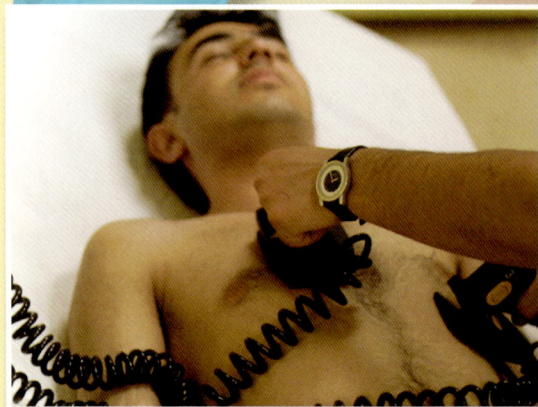

瓣膜

如果心脏的四个瓣膜中有某个出了问题，就可以植入人造瓣膜。瓣膜保持血液沿着正确的方向流动。

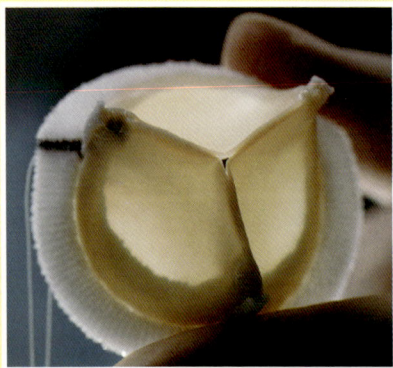

除颤器

除颤器电击心脏，以恢复正常的心跳节奏。

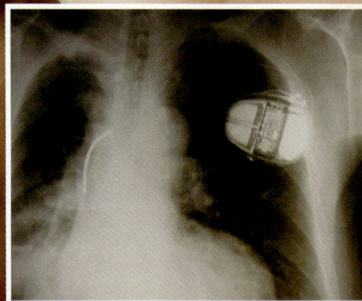

人造起搏器

人造起搏器能让心脏维持正常的心跳速率——每分钟 70~80 次。

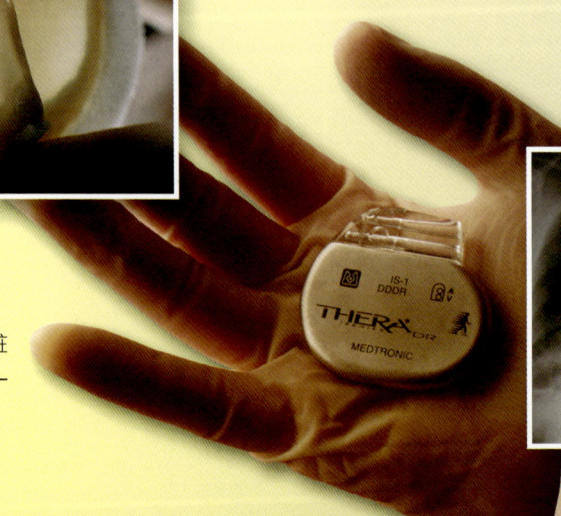

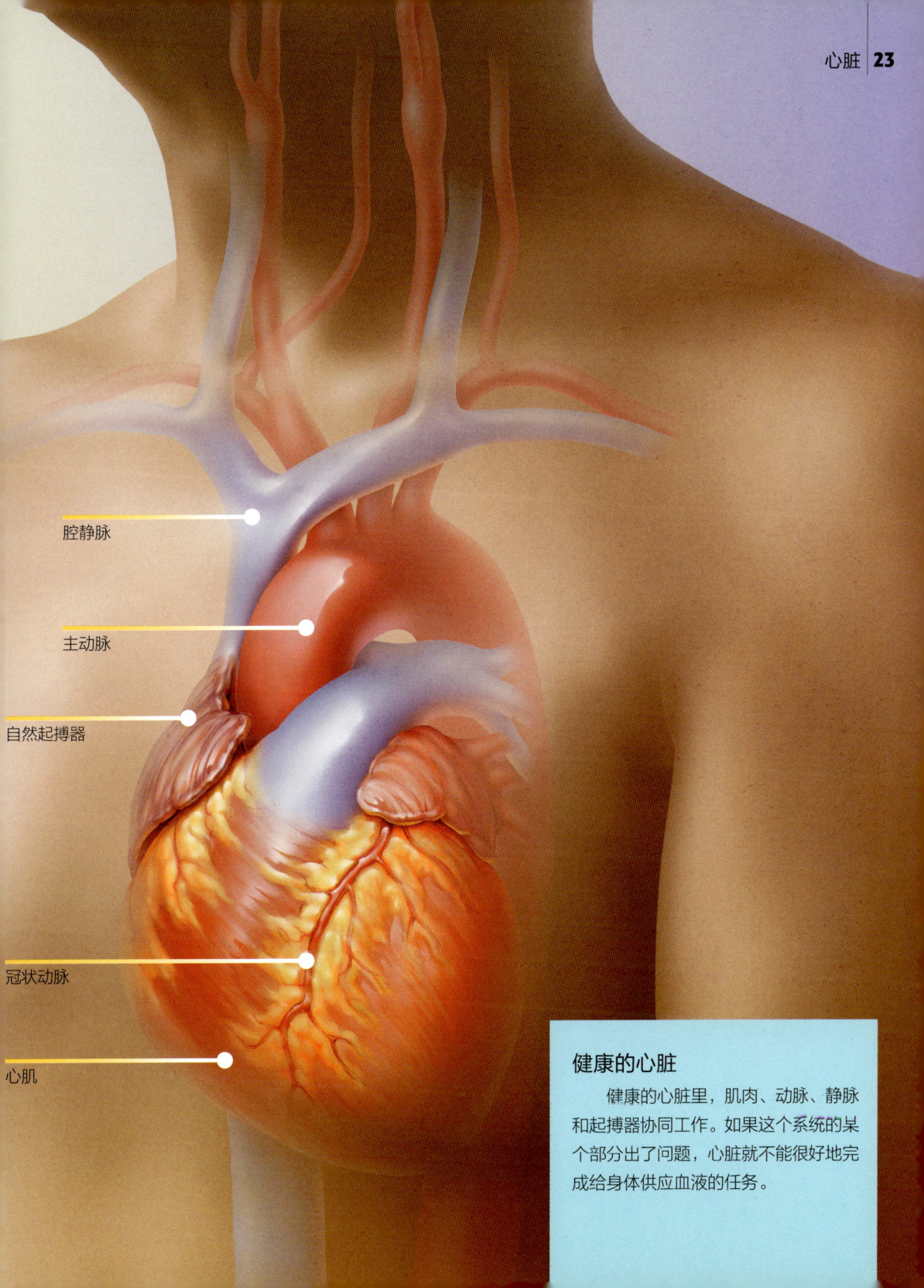

腔静脉

主动脉

自然起搏器

冠状动脉

心肌

健康的心脏

　　健康的心脏里，肌肉、动脉、静脉和起搏器协同工作。如果这个系统的某个部分出了问题，心脏就不能很好地完成给身体供应血液的任务。

移植

医生能够移植身体大部分主要器官——除了脑以外。新器官的来源主要是：从已经死去的人身上获得的健康器官；从活体捐献者身上获得的器官。中央数据库匹配病人和器官捐献者（被称作供体）的血液和组织。即使十分匹配，身体的免疫系统也不会完全接受外来的新器官中的细胞，并且尝试排斥外来器官。移植器官的病人需要服用抗排斥药物才行。

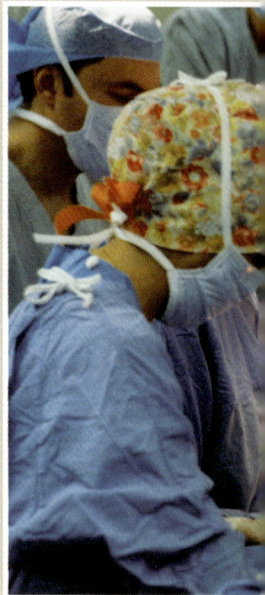

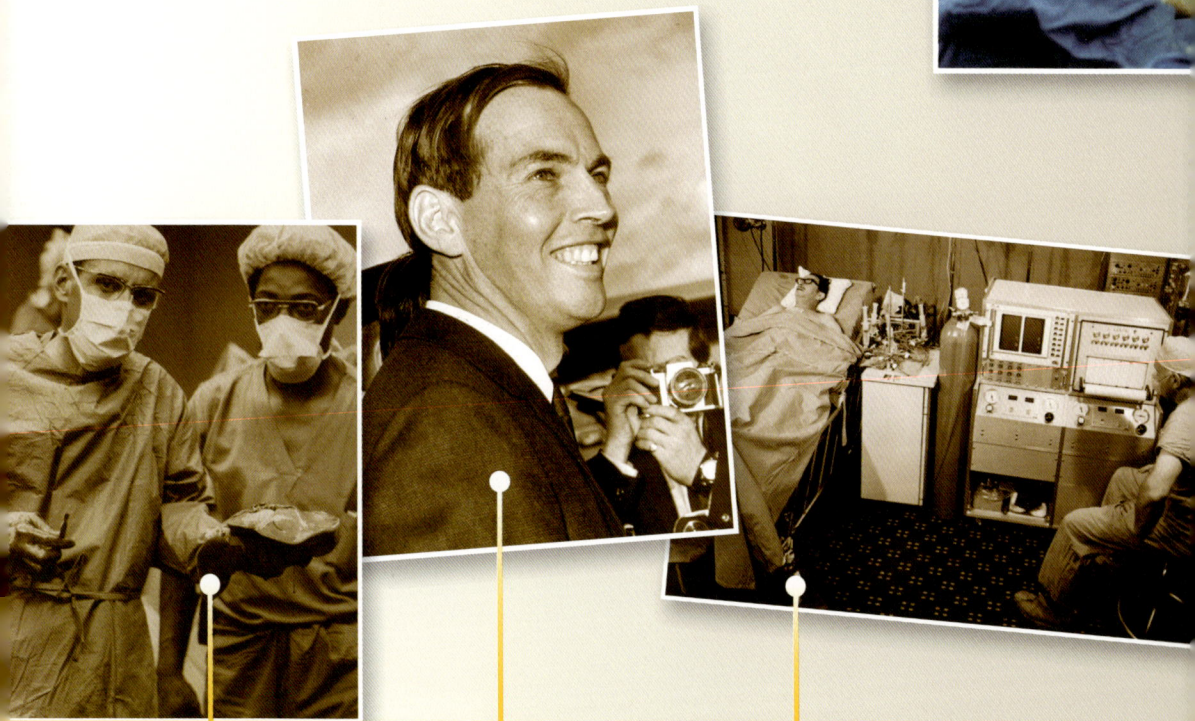

1967 年
　　托马斯·斯达泽（Thomas Starzl）医生在美国科罗拉多州综合医院成功地为一位病人移植了肝脏。

1967 年
　　当南非的克里斯蒂安·巴纳德（Christiaan Barnard）医生成功地完成了第一例心脏移植手术之后，他变得非常出名。

1968 年
　　在美国休斯敦的得克萨斯心脏研究所完成了人工心脏植入手术后，病人哈斯克尔·卡尔普（Haskell Karp）正在休息。

1979 年
　　在美国明尼苏达，一位母亲的一部分胰腺成功地移植进她的孩子体内。这是第一例活体供体的胰腺移植手术。

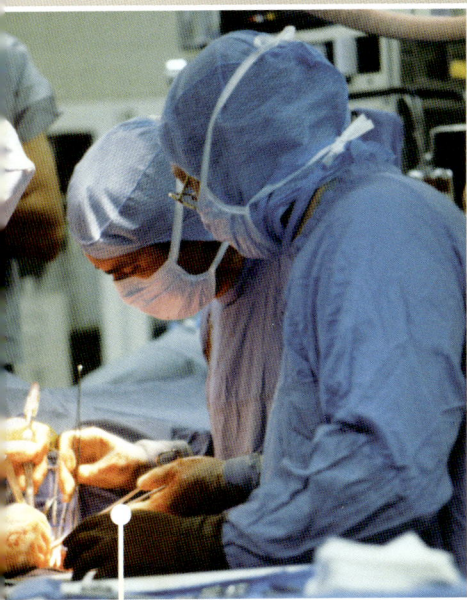

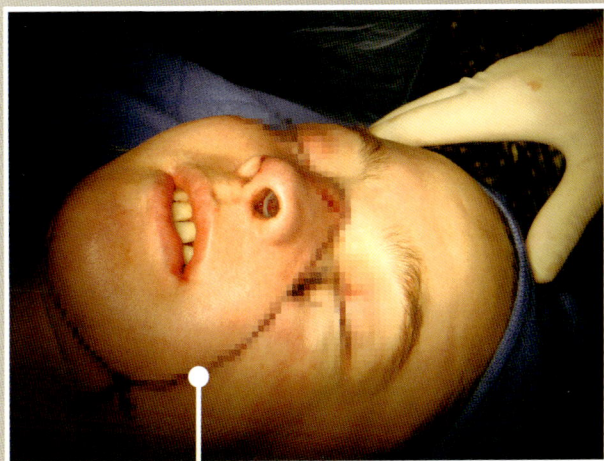

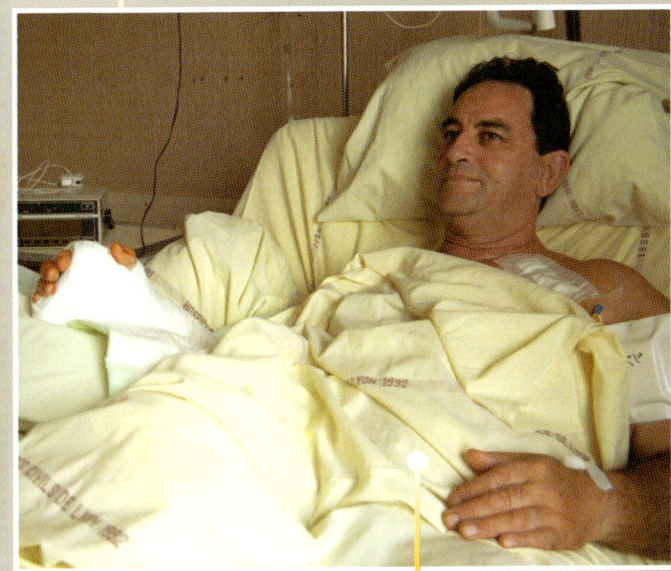

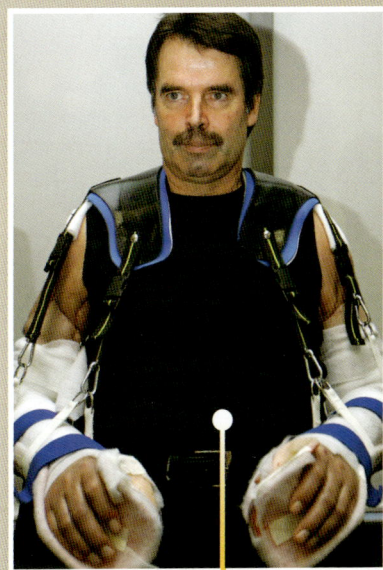

1981 年

布鲁斯·瑞兹（Bruce Reitz）和他的团队把一颗心脏和两侧肺移植到 45 岁的玛丽·格尔克（Mary Gohlke）体内。玛丽来自美国的亚利桑那州。

1998 年

病人克林特·哈勒姆（Clint Hallam）正在法国的一家医院里休息。在经过了长达 13 个小时的手术后，他移植了一只新的右手。

2005 年

伊莎贝尔·迪诺尔（Isabelle Dinoir）的脸被狗严重咬伤。她在法国一家医院接受了部分脸部器官的移植（鼻子、嘴唇和下巴）。

2008 年

德国农夫卡尔·默克（Karl Merk）在 2002 年失去了胳膊。他成为第一位接受双臂移植的病人。

? 你来决定

人类受精卵里的干细胞都是相同的。在胚胎发育时，干细胞成长为不同类型的身体细胞，例如神经细胞、肌肉细胞、骨骼细胞，以及皮肤细胞。科学家能够让干细胞在实验室里成长为身体细胞。但是他们该这么做吗？

支持干细胞研究

科学家能够培养出新的细胞和组织来治疗疾病。在将来，他们甚至有可能培育出新的器官来。

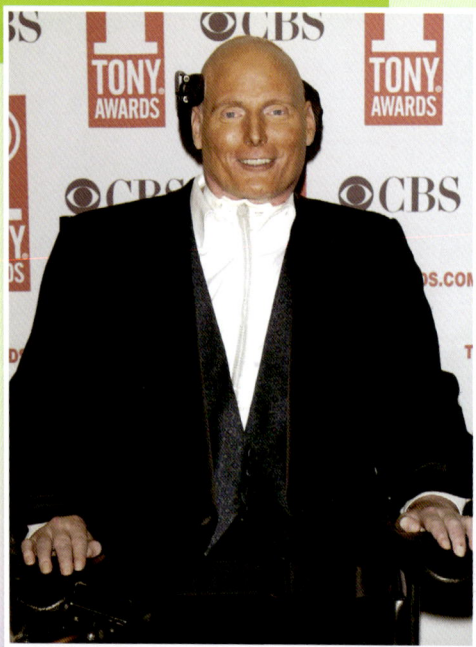

你自己的干细胞

婴儿的脐带富含干细胞。这些干细胞可以保存下来，留待以后的生活中修复损坏的细胞。

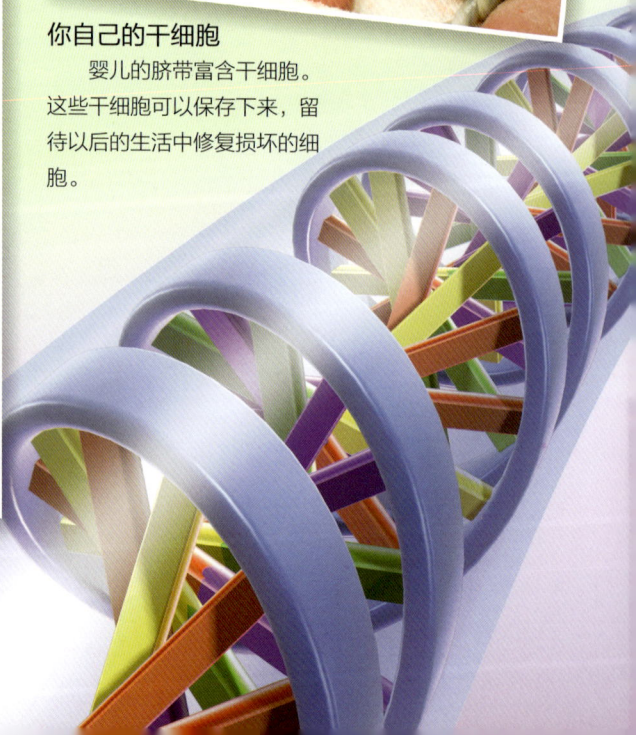

干细胞治疗

电影《超人》的演员克里斯托弗·里夫（Christopher Reeve）所遭受的那种脊髓损伤，可以用干细胞来治疗。

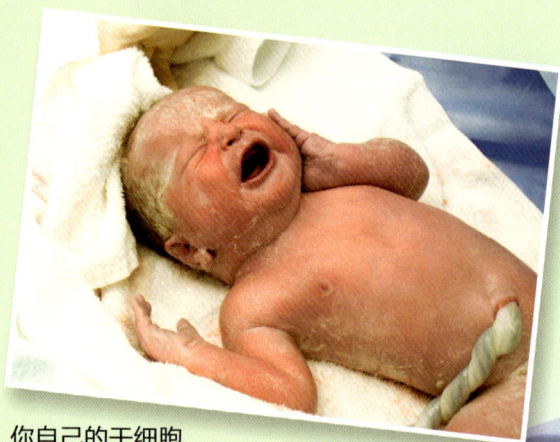

克隆

每个人的 DNA 都是独一无二的。干细胞能够用来克隆，或者培育出完全一样的人。

干细胞的来源

干细胞从哪里来？胚胎还是成人？如果使用胚胎的话，是否意味着摧毁了一个胚胎可能成人的机会？

反对干细胞研究

大多数干细胞研究使用胚胎干细胞，但一个胚胎或者受精卵能成长为一个人，而不只是在实验室的培养皿里的一群细胞。

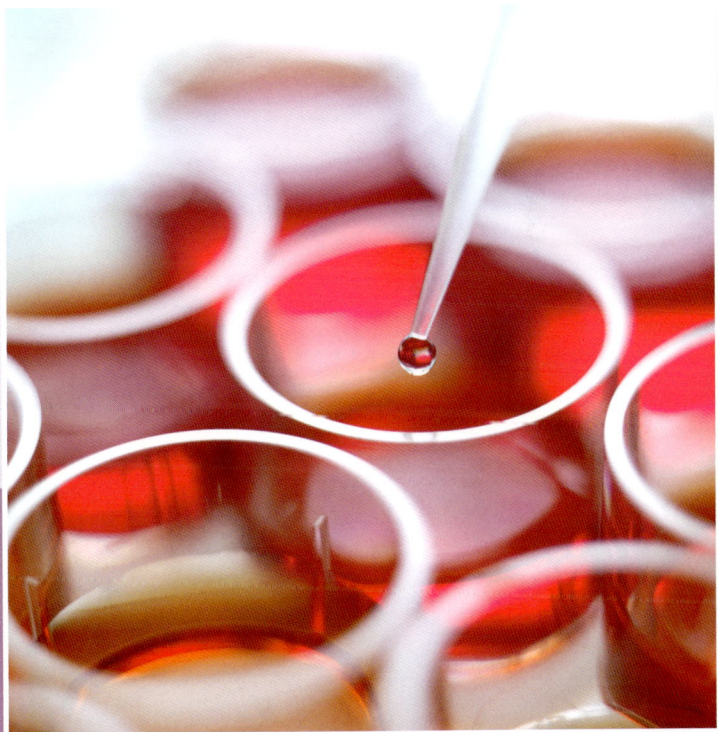

发展

新技术需要许多年的时间来发展，测试，然后才能用在人类身上。但是医学研究者可以借助科技促进医疗技术的发展。新的手持式扫描仪可以用手机技术来把医疗测试结果发送出去。美国太空计划已开发的技术将会很快用在其他领域。太空船上并没有医生，所以宇航员们需要能够给自己动手术的技术——还需要体积小才行。美国航空航天局科学家们正在致力于开发小型而便携的X射线机和纳米科技。纳米药物可以做到只有原子大小。

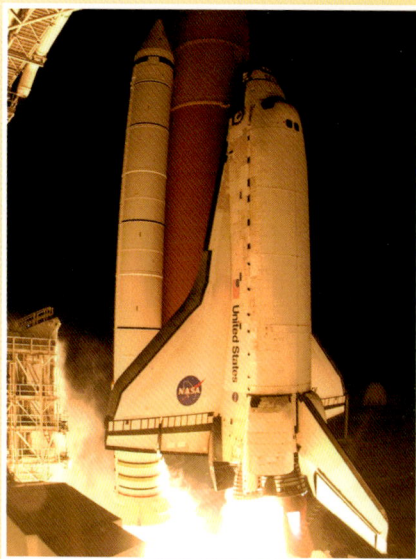

太空科技

美国的太空计划正在研发新的技术。其中一些将会很快用在普通病人身上。

纳米科技

在未来，一个纳米机器人，或者叫做"纳米人"，也许可以杀死病毒。

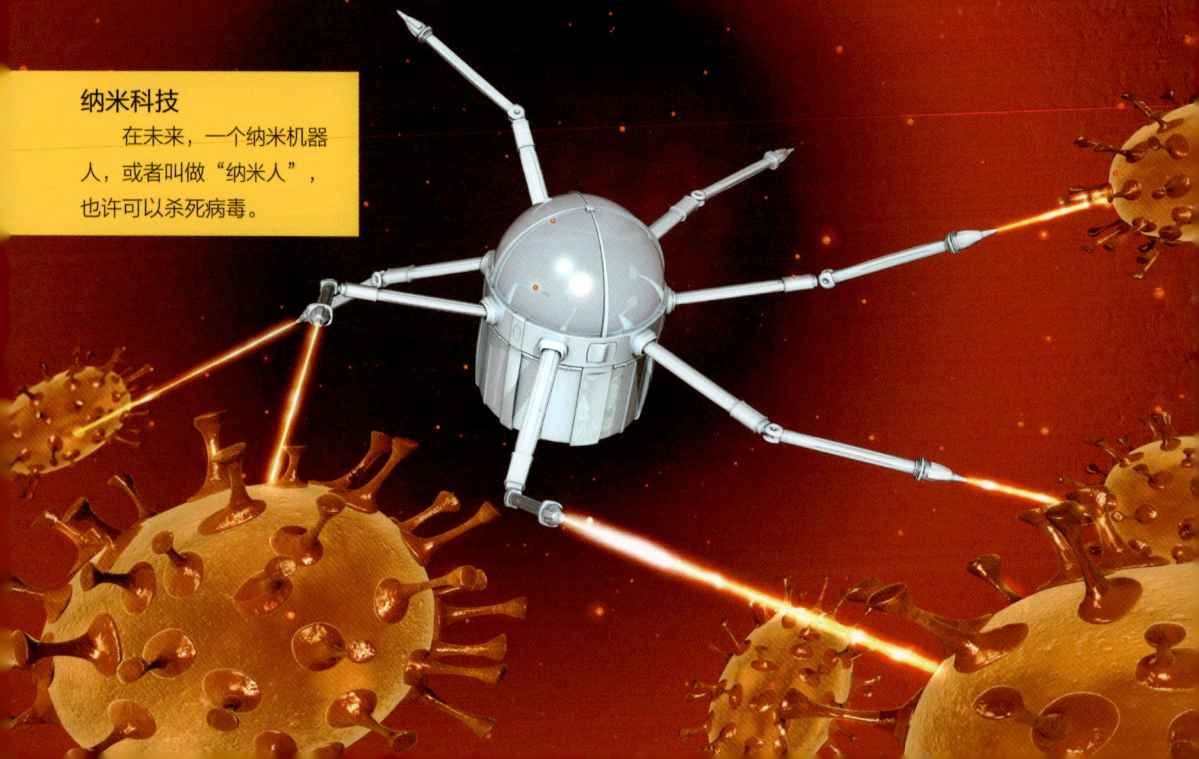

手持心电图仪

这种移动式心电图仪可以检测心脏功能。它会显示和存储心电图数据。这些数据可以用手机发送给医生。

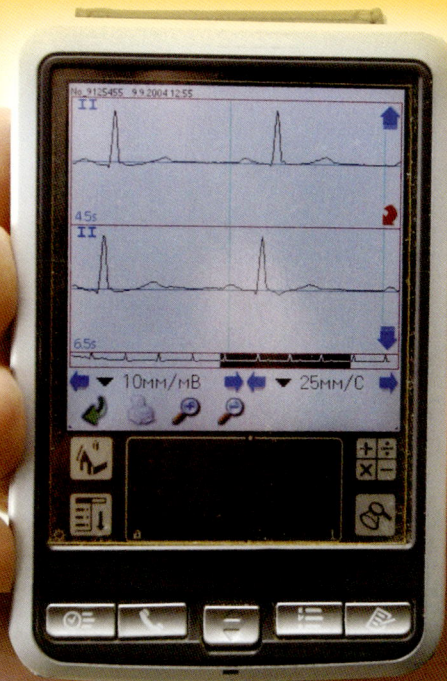

手持 X 射线机

最新的 X 射线机能够用一只手握住。牙医和安全保卫人员也许会发现这种机器很有用，但是它的辐射量令人担心。

视网膜植入

也许有一天，一个小芯片能够替换眼睛视网膜上受损的感光细胞。这块芯片会把光变成神经信号，传递给大脑。

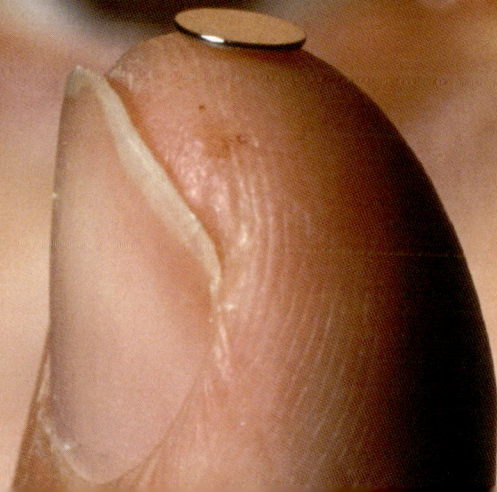

真实故事

医疗技术有很长的历史，而且在漫长的时间中发生了戏剧性的改变。新的突破第一次出现时总是很奇妙，但是过了一些年之后，看起来就非常简陋过时了。

这里有一些关于医学突破的奇怪和不寻常的例子

1 那些因脊髓灰质炎致使胸部肌肉瘫痪的患者，要长时间呆在一个铁肺里（有个案例是 60 年），铁肺能让他们呼吸。现代的通风机也可以做到同样的事情，而且对于必须呆在里面的脊髓灰质炎孩子来说，通风机不像铁肺那么可怕。

2 如果生在今天，美国总统乔治·华盛顿（George Washington）也许能够植入钛和瓷制作的假牙。而在那时，他的一副假牙是一个用河马的大牙制成的基座，上面镶嵌了象牙、人牙和马牙。

3 木头，或者木钉，直到十九世纪都一直是假腿的唯一选择。美国参议员古弗尼尔·莫里斯（Gouverneur Morris）如果没有这根"树桩"在他腿上，他就什么也做不了。不像今天的奥林匹克运动员，能够用弹簧的轻质金属腿。

4 最早的隐形眼镜的材质是玻璃，是用在兔子眼睛上做出的模具制造的。玻璃镜片让眼睛无法接触氧气，会导致感染，而且只能戴一两个小时。今天使用硅水凝胶制作的隐形眼镜已经不存在这种问题了。

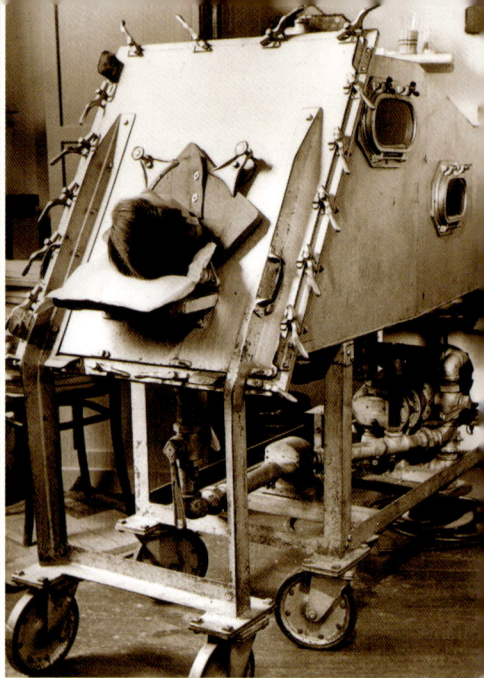

1. 铁肺，1938

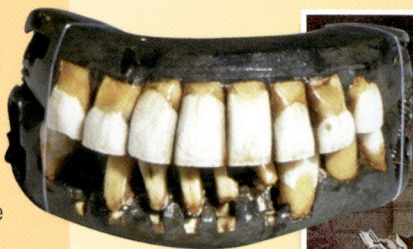

2. 美国总统乔治·华盛顿曾经用过的一套假牙

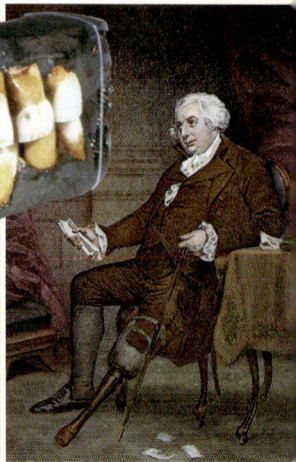

3. 十九世纪前的木腿

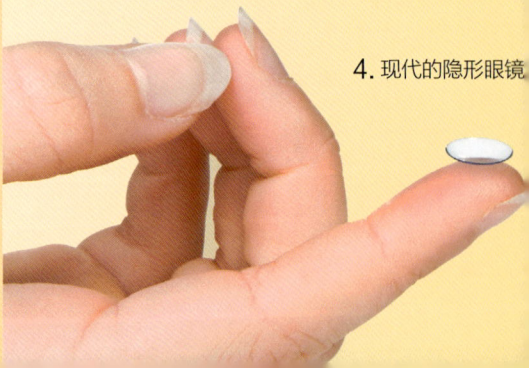

4. 现代的隐形眼镜

知识拓展

克隆 (clone)

创造一个完全相同的人或者动物。

人工耳蜗 (cochlear implant)

能够刺激耳蜗神经的电子装置。

塑型头盔 (cranial helmet)

一种用于调整婴儿颅骨形状的医用头盔。

除颤器 (defibrillator)

一种能够发出电击的设备，可以重启或者恢复心脏的跳动。

供体 (donor)

一个活着或者死去的人，他给予（或者捐赠）其他人可用于移植的器官。

心电图机 (electrocardiograph ECG)

记录心跳时电压变化的一种设备。

胚胎 (embryo)

处于早期发育阶段的动物——对人来说，"早期发育"是指前八周。

内窥镜 (endoscope)

一种附有摄像机的工具，医生把它插入人体内来检查器官。

伽马刀 (gamma knife)

一种直接把伽马射线粒子束射向肿瘤的工具，不需要割开皮肤。

注射泵 (infusion pump)

能够在一段时间内持续注射少量液体进入血管的设备。

静脉注射 (intravenous IV)

把液体注进静脉的过程。

腹腔镜手术 (laparoscopic surgery)

一种只需要很小的创口（或者切口）的手术。

磁源成像 （magnetic resonance imaging MRI)

一种使用磁力、无线电波和计算机来拍摄体内图片的医学技术。

纳米技术(nanotechnology)

一种在极微小的尺度上制造东西——例如制造一个机器人——的科技。"纳"是十亿分之一的意思。

起搏器（pacemaker）

心脏的一个天然系统，也可以指一种人造电子设备。它能够发送电脉冲到心肌，让心脏以正常的节奏跳动。

护理人员（paramedic）

辅助医生的护理专业人士。救护车工作人员、医疗技师、护士都是护理人员。

假体 (prostheses)

人工的（或者人造的）可替换的身体部位，例如腿、手臂、下巴、眼睛或者膝盖。

分流 (shunt)

人造的细细的管子，可以把身体某一部分的过量的液体输送到另一个部位。

肺活量计 (spirometer)

一种测量有多少空气进入和离开肺部的工具。

干细胞 (stem cell)

一种无特定功能的细胞，能够成长为任意类型的身体细胞，例如血液细胞、皮肤细胞、肌肉细胞、神经细胞或者骨骼细胞。

支架 (stent)

一种人造的小管子，可以植入动脉之类的血管或通道中，让血管保持打开状态。

超声波 (ultrasound)

一种使用高频声波来创建一个体内器官图像的过程。

探索·科学百科™

⊕Discovery
EDUCATION™

· 世界科普百科类图文书领域最高专业技术质量的代表作 ·

小学《科学》课拓展阅读辅助教材

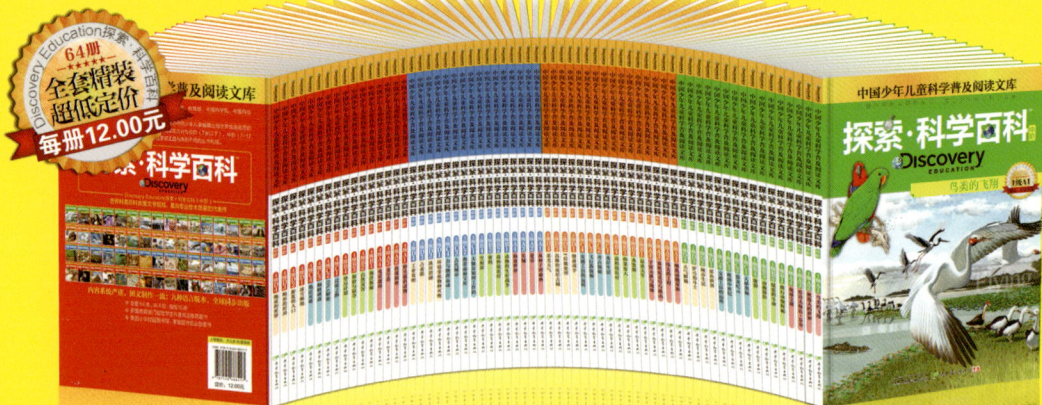

64册
★★★★★
全套精装
超低定价
每册12.00元

中国少年儿童科学普及阅读文库

探索·科学百科
⊕Discovery
EDUCATION

鸟类的飞翔

Discovery Education探索·科学百科（中阶）丛书，是7~12岁小读者适读的科普百科图文类图书，分为4级，每级16册，共64册。内容涵盖自然科学、社会科学、科学技术、人文历史等主题门类，每册为一个独立的内容主题。

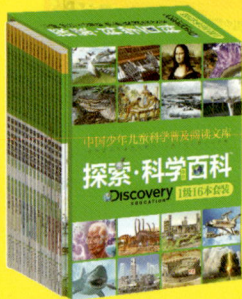

中国少年儿童科学普及阅读文库

探索·科学百科
⊕Discovery
EDUCATION
1级16本套装

Discovery Education
探索·科学百科（中阶）
1级套装（16册）
定价: 192.00元

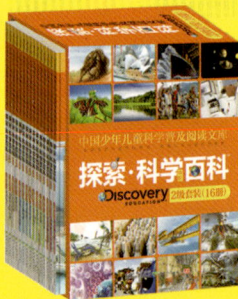

探索·科学百科
⊕Discovery
EDUCATION
2级套装(16册)

Discovery Education
探索·科学百科（中阶）
2级套装（16册）
定价: 192.00元

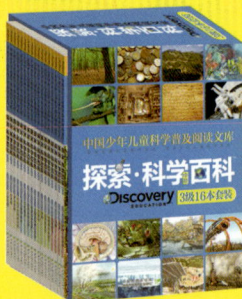

探索·科学百科
⊕Discovery
EDUCATION
3级16本套装

Discovery Education
探索·科学百科（中阶）
3级套装（16册）
定价: 192.00元

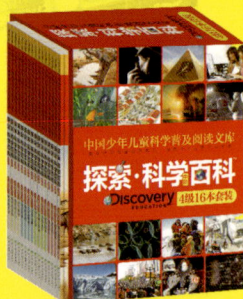

探索·科学百科
⊕Discovery
EDUCATION
4级16本套装

Discovery Education
探索·科学百科（中阶）
4级套装（16册）
定价: 192.00元

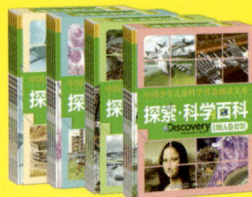

探索·科学百科
⊕Discovery
1级4本套装

Discovery Education
探索·科学百科（中阶）
1级分级分卷套装（4册）（共4卷）
每卷套装定价: 48.00元

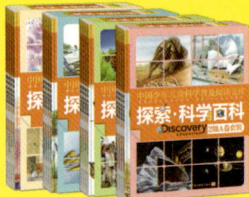

探索·科学百科
⊕Discovery
2级4本套装

Discovery Education
探索·科学百科（中阶）
2级分级分卷套装（4册）（共4卷）
每卷套装定价: 48.00元

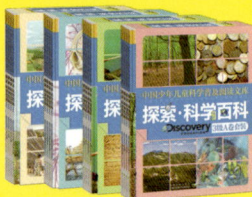

探索·科学百科
⊕Discovery
3级4本套装

Discovery Education
探索·科学百科（中阶）
3级分级分卷套装（4册）（共4卷）
每卷套装定价: 48.00元

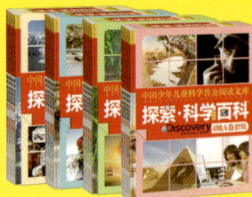

探索·科学百科
⊕Discovery
4级4本套装

Discovery Education
探索·科学百科（中阶）
4级分级分卷套装（4册）（共4卷）
每卷套装定价: 48.00元